Kuchnia Roślinna
Smak i Zdrowie w Jednym

Anna Nowak

Zawartość

Miska na burrito z włoskim brązowym ryżem 9

Miska burrito z czerwonego ryżu i ciecierzycy 11

Miska na burrito z czarnego ryżu i fasoli granatowej 13

Miska na burrito z dymioną białą fasolą 15

Miska Burrito z Brązowym Ryżem i Papryczką Serrano 17

Czerwony ryż z sosem chimichurri 19

Czarny ryż z pesto i papryczką Anaheim 21

Wegańska Biała Fasola i Chorizo Burrito 23

Brązowy Ryż Z Kaparami 25

Czerwony Ryż Z Kaparami 27

Czarny ryż z oliwkami 29

Chili z czarnej fasoli 31

Pikantne chili z białej fasoli 33

Gorące pesto chili 36

Fasola mung i chili z czarnej fasoli 38

Wolno gotowana czarna fasola i soczewica 40

Wolno gotowana wędzona biała i czarna fasola 42

Wolno gotowana tajska fasola mung 44

Sos pesto z gotowanej fasoli 46

Soczewica i papryka 48

Tajska czarna fasola i pomidory ... 51
Pikantna i pikantna biała i czarna fasola ... 53
Francuska soczewica i czarna fasola z czerwonym ryżem ... 55
Suszona fasola i Quinoa z Pesto ... 57
Tajski pikantny czarny ryż ... 59
Pikantna i pikantna komosa ryżowa i czarna fasola ... 61
Brązowy ryż i biała fasola ... 63
Czarny ryż z czarną fasolą ... 65
Czarna fasola i czerwona fasola ... 67
Czerwony ryż i czarna fasola z papryczką Jalapeno ... 70
Wędzona komosa ryżowa i soczewica ... 72
Pikantny brązowy ryż ... 74
Czarny ryż z papryczkami jalapeño ... 76
Czarna fasola i nerki z sosem pesto ... 78
Czerwony ryż z czarną fasolą i pomidorami ... 80
Wolno gotowana komosa ryżowa i pomidory ... 82
Brązowy ryż z pomidorami i papryczką Jalapeno ... 84
Czarna Fasola Z Sosem Chimichurri ... 86
Ryż z pesto i czarną fasolą ... 88
Grzyby Quinoa i Jalapeño ... 90
Czerwony ryż z crimini i pieczarkami ... 92
Brązowy ryż z grzybami Crimini i Ancho Chili ... 95
Tarta warzywna ... 97
Zupa z grochu i pora ... 99

Zupa z czarnej fasoli i pieprzu 101

Soczewica brązowa, zielona i pardina masala 103

Wolno gotowana ciecierzyca i ziemniaki 105

Gulasz z jarmużu i białej fasoli 108

Zupa ze słodkich ziemniaków i szpinaku 111

Komosa ryżowa i chili z czerwonej fasoli 113

Grillowana cukinia i pieczarki 115

Grillowana cukinia i grzyby Cremini z glazurą balsamiczną 117

Pieczone Grzyby Shitake Z Pomidorami Wiśniowymi 120

Pieczony pasternak i pieczarki z orzechami makadamia 122

Pieczony Pieczarka Z Pomidorkami Wiśniowymi I Orzeszkami piniowymi 124

Pieczone Ziemniaki Curry 126

Pieczony szpinak i pasternak 128

Pieczony jarmuż i słodkie ziemniaki 130

Pieczona rukiew wodna i marchewka po syczuańsku 132

Pikantna i pikantna pieczona rzepa i cebula 134

Marchew curry 137

Pikantny Pieczony Szpinak I Cebula 139

Pieczone słodkie ziemniaki i szpinak 141

Pieczona rzepa, cebula i szpinak 143

Pieczona rukiew wodna i marchewka z wegańskim masłem 145

Pieczone brokuły i szpinak 146

Wędzony pieczony kalafior i cebula 147

Pieczone włoskie buraki i jarmuż 148
Pieczona rukiew wodna i ziemniaki 151
Pieczony szpinak z oliwkami 153
Pieczony Szpinak Z Papryczkami Jalapeno 155
Curry Pieczony Szpinak 157
Pikantne tajskie kiełki fasoli pieczonej 159
Pikantny szpinak syczuański i rzepa 161
Marchew i cebula z tajską rzeżuchą 163
pieczony ignam i słodkie ziemniaki 166
Biały ignam i pieczone ziemniaki 168
Węgierski pasternak i rzepa 170
Prosty pieczony szpinak 172
Pieczony szpinak i marchewka z Azji Południowo-Wschodniej . 174
Pieczony jarmuż i brukselka 176
Szpinak i Ziemniaki Curry 178
Curry ze słodkich ziemniaków i jarmużu 181
Rukiew wodna Jalapeno i pasternak 183
Rukiew wodna i brokuły w sosie chili czosnkowym 185
Pikantny Bok Choy i Brokuły 187
Szpinak i grzyby shiitake 189
Szpinak i ziemniaki z pesto 191
Curry z batatów i zielonej kapusty 193
Rzepa i rzepa z sosem pesto 195
Boćwina i marchewka z pesto 197

Bok Choy i marchewka w sosie chili czosnkowym 198
Wolno gotowana rzepa i pasternak 200
Wolno Gotowany Jarmuż i Brokuły 201
Endywie i marchewka duszone z pesto 202
Sałata rzymska i gotowana brukselka 203
Endywia i gotowane ziemniaki 204
Wolno gotowana rzepa i rzepa w maśle wegańskim 206
Jarmuż i pasternak wolno gotowane na maśle wegańskim 208
Szpinak i marchewka gotowane na wolnym ogniu po chińsku 209
Bok Choy i duszona marchewka 210
Wolno gotowane mikro warzywa i ziemniaki 211
Wolno Gotowana Collard Greens i Ziemniaki 213
Wolno Gotowana Fioletowa Kapusta I Ziemniaki 214
Duszona kapusta i marchewka 215
Endywia duszona z pesto 216
Wolno gotowana rzepa z sosem pesto 217
Bok Choy gotowany na wolnym ogniu w sosie z żółtej fasoli 218
Wolno gotowana rzepa i ziemniaki w sosie pesto 219
Duszone kurki 221
wolno gotowane boczniaki i jarmuż 222
Wolno gotowane borowiki i kiełki rzepy 223

Miska na burrito z włoskim brązowym ryżem

Składniki

5 papryczek jalapeno, pokrojonych w kostkę

1 czerwona cebula, pokrojona w kostkę

1 słodka czerwona papryka, drobno posiekana

1 ½ szklanki czarnej fasoli, odsączonej

1 szklanka nieugotowanego brązowego ryżu

1 ½ szklanki posiekanych pomidorów

½ szklanki wody

4 łyżki pesto

1 C. Przyprawa włoska

Sól morska

Czarny pieprz

Dodatki: świeża kolendra (kolendra), posiekana dymka, pokrojone awokado, guacamole itp.

Połącz wszystkie składniki miski burrito (bez dodatków) w wolnowarze.

Gotuj na małym ogniu przez 3 godziny lub do momentu ugotowania ryżu.

Podawać na gorąco z dodatkami do dekoracji

Miska burrito z czerwonego ryżu i ciecierzycy

Składniki

1 papryka Anaheim, pokrojona w kostkę

1 czerwona cebula, pokrojona w kostkę

1 słodka czerwona papryka, drobno posiekana

1 ½ szklanki ciecierzycy, odsączonej

1 szklanka nieugotowanego czerwonego ryżu

1 ½ szklanki posiekanych pomidorów

½ szklanki wody

4 łyżki Sos chimichurri

1/2 łyżeczki pieprz cayenne

Sól morska

Czarny pieprz

Dodatki: świeża kolendra (kolendra), posiekana dymka, pokrojone awokado, guacamole itp.

Połącz wszystkie składniki miski burrito (bez dodatków) w wolnowarze.

Gotuj na małym ogniu przez 3 godziny lub do momentu ugotowania ryżu.

Podawać na gorąco z dodatkami do dekoracji

Miska na burrito z czarnego ryżu i fasoli granatowej

Składniki

1 czerwona cebula, pokrojona w kostkę lub cienkie plasterki

1 zielona papryka (użyłam żółtej), pokrojona w kostkę

1 słodka czerwona papryka, drobno posiekana

1 1/2 szklanki białej fasoli, odsączonej

1 szklanka nieugotowanego czarnego ryżu

1 1/2 szklanki posiekanych pomidorów

1/2 szklanki wody

4 łyżki wegański serek śmietankowy, pokrojony w cienkie plasterki

1 C. zioła prowansalskie

Sól morska

Czarny pieprz

Dodatki: świeża kolendra (kolendra), posiekana dymka, pokrojone awokado, guacamole itp.

Połącz wszystkie składniki miski burrito (bez dodatków) w wolnowarze.

Gotuj na małym ogniu przez 3 godziny lub do momentu ugotowania ryżu.

Podawać na gorąco z dodatkami do dekoracji

Miska na burrito z dymioną białą fasolą

Składniki

1 czerwona cebula, pokrojona w kostkę lub cienkie plasterki

1 zielona papryka (użyłam żółtej), pokrojona w kostkę

1 słodka czerwona papryka, drobno posiekana

1 1/2 szklanki białej fasoli

1 szklanka nieugotowanego białego ryżu

1 1/2 szklanki posiekanych pomidorów

1/2 szklanki wody

1 łyżka ostrego sosu chipotle (lub innego ulubionego ostrego sosu)

1 łyżeczka wędzonej papryki

1/2 łyżeczki mielonego kminku

Sól morska

Czarny pieprz

Dodatki: świeża kolendra (kolendra), posiekana dymka, pokrojone awokado, guacamole itp.

Połącz wszystkie składniki miski burrito (bez dodatków) w wolnowarze.

Gotuj na małym ogniu przez 3 godziny lub do momentu ugotowania ryżu.

Podawać na gorąco z dodatkami do dekoracji

Miska Burrito z Brązowym Ryżem i Papryczką Serrano

Składniki

5 serrano, pokrojonych w kostkę

1 czerwona cebula, pokrojona w kostkę

1 słodka czerwona papryka, drobno posiekana

1 ½ szklanki czarnej fasoli, odsączonej

1 szklanka nieugotowanego brązowego ryżu

1 ½ szklanki posiekanych pomidorów

½ szklanki wody

4 łyżki wegański serek śmietankowy, pokrojony w cienkie plasterki

1 C. zioła prowansalskie

Sól morska

Czarny pieprz

Dodatki: świeża kolendra (kolendra), posiekana dymka, pokrojone awokado, guacamole itp.

Połącz wszystkie składniki miski burrito (bez dodatków) w wolnowarze.

Gotuj na małym ogniu przez 3 godziny lub do momentu ugotowania ryżu.

Podawać na gorąco z dodatkami do dekoracji

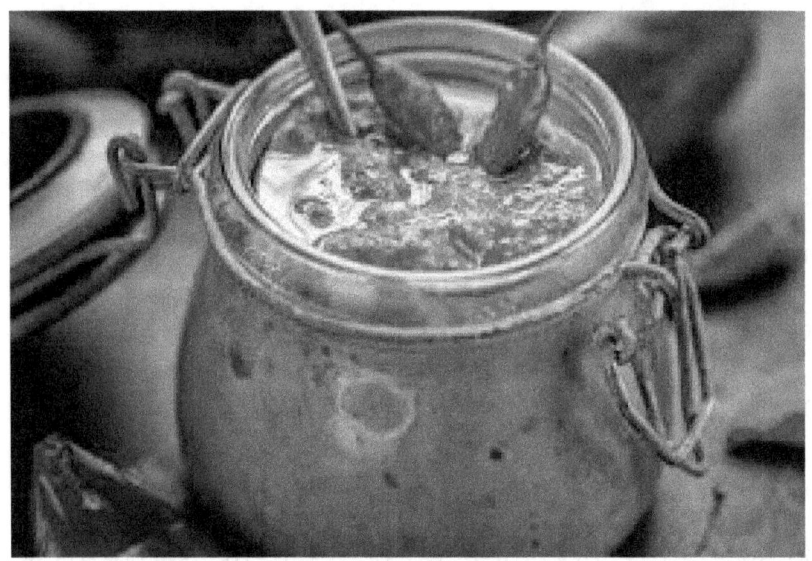

Czerwony ryż z sosem chimichurri

Składniki

1 papryczka poblano, pokrojona w kostkę

1 czerwona cebula, pokrojona w kostkę

1 słodka czerwona papryka, drobno posiekana

1 ½ szklanki ciecierzycy, odsączonej

1 szklanka nieugotowanego czerwonego ryżu

1 ½ szklanki posiekanych pomidorów

½ szklanki wody

4 łyżki Sos chimichurri

1/2 łyżeczki pieprz cayenne

Sól morska

Czarny pieprz

Dodatki: świeża kolendra (kolendra), posiekana dymka, pokrojone awokado, guacamole itp.

Połącz wszystkie składniki miski burrito (bez dodatków) w wolnowarze.

Gotuj na małym ogniu przez 3 godziny lub do momentu ugotowania ryżu.

Podawać na gorąco z dodatkami do dekoracji

Czarny ryż z pesto i papryczką Anaheim

Składniki

1 papryka Anaheim, pokrojona w kostkę

1 czerwona cebula, pokrojona w kostkę

1 słodka czerwona papryka, drobno posiekana

1 1/2 szklanki białej fasoli, odsączonej

1 szklanka nieugotowanego czarnego ryżu

1 1/2 szklanki posiekanych pomidorów

1/2 szklanki wody

4 łyżki pesto

1 C. Przyprawa włoska

Sól morska

Czarny pieprz

Dodatki: świeża kolendra (kolendra), posiekana dymka, pokrojone awokado, guacamole itp.

Połącz wszystkie składniki miski burrito (bez dodatków) w wolnowarze.

Gotuj na małym ogniu przez 3 godziny lub do momentu ugotowania ryżu.

Podawać na gorąco z dodatkami do dekoracji

Wegańska Biała Fasola i Chorizo Burrito

Składniki

1 ancho chile, pokrojone w kostkę

1 czerwona cebula, pokrojona w kostkę

1 słodka czerwona papryka, drobno posiekana

1 1/2 szklanki białej fasoli

1 szklanka nieugotowanego białego ryżu

1 1/2 szklanki posiekanych pomidorów

1/2 szklanki wody

1/4 szklanki wegańskich chorizo, grubo posiekanych

1 C. suszony tymianek

Sól morska

Czarny pieprz

Dodatki: świeża kolendra (kolendra), posiekana dymka, pokrojone awokado, guacamole itp.

Połącz wszystkie składniki miski burrito (bez dodatków) w wolnowarze.

Gotuj na małym ogniu przez 3 godziny lub do momentu ugotowania ryżu.

Podawać na gorąco z dodatkami do dekoracji

Brązowy Ryż Z Kaparami

Składniki

5 papryczek jalapeno, pokrojonych w kostkę

1 czerwona cebula, pokrojona w kostkę

1 słodka czerwona papryka, drobno posiekana

1 ½ szklanki czarnej fasoli, odsączonej

1 szklanka nieugotowanego brązowego ryżu

1 ½ szklanki posiekanych pomidorów

½ szklanki wody

4 łyżki wegański serek śmietankowy, pokrojony w cienkie plasterki

¼ szklanki kaparów, odsączonych

Sól morska

Czarny pieprz

Dodatki: świeża kolendra (kolendra), posiekana dymka, pokrojone awokado, guacamole itp.

Połącz wszystkie składniki miski burrito (bez dodatków) w wolnowarze.

Gotuj na małym ogniu przez 3 godziny lub do momentu ugotowania ryżu.

Podawać na gorąco z dodatkami do dekoracji

Czerwony Ryż Z Kaparami

Składniki

5 papryczek serrano, pokrojonych w kostkę

1 czerwona cebula, pokrojona w kostkę

1 słodka czerwona papryka, drobno posiekana

¼ szklanki kaparów, odsączonych

1 szklanka nieugotowanego czerwonego ryżu

1 ½ szklanki posiekanych pomidorów

½ szklanki wody

4 łyżki Sos chimichurri

1/2 łyżeczki pieprz cayenne

Sól morska

Czarny pieprz

Dodatki: świeża kolendra (kolendra), posiekana dymka, pokrojone awokado, guacamole itp.

Połącz wszystkie składniki miski burrito (bez dodatków) w wolnowarze.

Gotuj na małym ogniu przez 3 godziny lub do momentu ugotowania ryżu.

Podawać na gorąco z dodatkami do dekoracji

Czarny ryż z oliwkami

Składniki

1 ancho chile, pokrojone w kostkę

1 czerwona cebula, pokrojona w kostkę

1 słodka czerwona papryka, drobno posiekana

¼ szklanki kaparów, odsączonych

¼ szklanki oliwek, odsączonych

1 szklanka nieugotowanego czarnego ryżu

1 1/2 szklanki posiekanych pomidorów

1/2 szklanki wody

1 łyżka ostrego sosu chipotle (lub innego ulubionego ostrego sosu)

1 łyżeczka wędzonej papryki

1/2 łyżeczki mielonego kminku

Sól morska

Czarny pieprz

Dodatki: świeża kolendra (kolendra), posiekana dymka, pokrojone awokado, guacamole itp.

Połącz wszystkie składniki miski burrito (bez dodatków) w wolnowarze.

Gotuj na małym ogniu przez 3 godziny lub do momentu ugotowania ryżu.

Podawać na gorąco z dodatkami do dekoracji

Chili z czarnej fasoli

SKŁADNIKI

1 czerwona cebula, posiekana

6 ząbków czosnku, posiekanych

1 łodyga selera, posiekana

2 papryki, posiekane

1 15 uncji puszki pokrojonych w kostkę pomidorów

4 szklanki bulionu warzywnego

1 puszka wody (ja używam puszki pokrojonych w kostkę pomidorów, żeby wydobyć cały pozostały smak)

1 szklanka suszonej soczewicy

1 15 uncji puszka czarnej fasoli

2 łyżki chili w proszku

2 łyżeczki kminku

1 łyżka oregano

1/2 szklanki niegotowanej komosy ryżowej

1/4 łyżeczki soli morskiej

Umieść wszystkie składniki w powolnej kuchence.

Gotuj na niskim poziomie przez 8 godzin lub na wysokim poziomie przez 4 godziny.

Podawać z dodatkami, takimi jak tarty ser wegański, awokado, zielona cebula i kolendra

Pikantne chili z białej fasoli

SKŁADNIKI

1 czerwona cebula, posiekana

1 biała cebula, posiekana

8 ząbków czosnku, posiekanych

1 C. posiekana szalotka

1 15 uncji puszki pokrojonych w kostkę pomidorów

4 szklanki bulionu warzywnego

1 puszka wody (ja używam puszki pokrojonych w kostkę pomidorów, żeby wydobyć cały pozostały smak)

8 uncji suszonej białej fasoli

1 15 uncji puszka czarnej fasoli

2 łyżki nasion annato

2 łyżeczki kminku

1 C. pieprz cayenne

1/2 szklanki nieugotowanego brązowego ryżu

1/4 łyżeczki soli morskiej

Umieść wszystkie składniki w powolnej kuchence.

Gotuj na niskim poziomie przez 8 godzin lub na wysokim poziomie przez 4 godziny.

Podawać z dodatkami, takimi jak tarty ser wegański, awokado, zielona cebula i kolendra

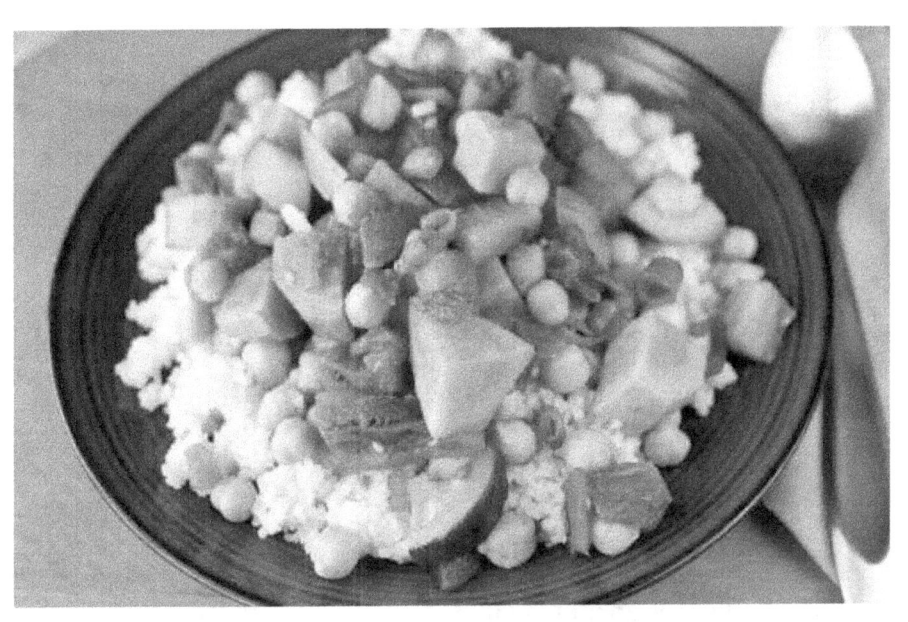

Gorące pesto chili

SKŁADNIKI

1 czerwona cebula, posiekana

2 czerwone cebule

7 ząbków czosnku

1 papryczka ancho, posiekana

1 łyżka. sok limonkowy

4 szklanki bulionu warzywnego

1 puszka wody (ja używam puszki pokrojonych w kostkę pomidorów, żeby wydobyć cały pozostały smak)

8 uncji suszonej nerki

1 15 uncji puszka czarnej fasoli

3 łyżki sosu pesto

1 łyżeczka suszonej bazylii, grubo posiekanej

1 C. suszona włoska przyprawa

1/2 szklanki nieugotowanego ryżu

1/4 łyżeczki soli morskiej

Umieść wszystkie składniki w powolnej kuchence.

Gotuj na niskim poziomie przez 8 godzin lub na wysokim poziomie przez 4 godziny.

Podawać z dodatkami, takimi jak tarty ser wegański, awokado, zielona cebula i kolendra

Fasola mung i chili z czarnej fasoli

SKŁADNIKI

2 czerwone cebule, posiekane

7 ząbków czosnku, posiekanych

8 papryczek jalapeno, pokrojonych w plasterki

1 łyżka. sok cytrynowy

4 szklanki bulionu warzywnego

1 puszka wody (ja używam puszki pokrojonych w kostkę pomidorów, żeby wydobyć cały pozostały smak)

8 uncji suszonej fasoli mung

1 15 uncji puszka czarnej fasoli

2 łyżki czosnku, posiekanego

2 łyżeczki chili w proszku

1 łyżka tajskiej pasty chili z czosnkiem

1/2 szklanki nieugotowanego czarnego ryżu

1/4 łyżeczki soli morskiej

Umieść wszystkie składniki w powolnej kuchence.

Gotuj na niskim poziomie przez 8 godzin lub na wysokim poziomie przez 4 godziny.

Podawać z dodatkami, takimi jak tarty ser wegański, awokado, zielona cebula i kolendra

Wolno gotowana czarna fasola i soczewica

SKŁADNIKI

2 czerwone cebule, posiekane

7 ząbków czosnku, posiekanych

1 C. zielona cebula, pokrojona w plasterki

1 łyżka. sok cytrynowy

4 szklanki bulionu warzywnego

1 puszka wody (ja używam puszki pokrojonych w kostkę pomidorów, żeby wydobyć cały pozostały smak)

8 uncji suszonej soczewicy

1 15 uncji puszka czarnej fasoli

2 łyżki czosnku w proszku

2 łyżeczki proszku cebulowego

1 łyżka ziół prowansalskich

1/2 szklanki nieugotowanego czerwonego ryżu

1/4 łyżeczki soli morskiej

Umieść wszystkie składniki w powolnej kuchence.

Gotuj na niskim poziomie przez 8 godzin lub na wysokim poziomie przez 4 godziny.

Podawać z dodatkami, takimi jak tarty ser wegański, awokado, zielona cebula i kolendra

Wolno gotowana wędzona biała i czarna fasola

SKŁADNIKI

1 czerwona cebula, posiekana

1 biała cebula, posiekana

8 ząbków czosnku, posiekanych

1 C. posiekana szalotka

1 15 uncji puszki pokrojonych w kostkę pomidorów

4 szklanki bulionu warzywnego

1 puszka wody (ja używam puszki pokrojonych w kostkę pomidorów, żeby wydobyć cały pozostały smak)

8 uncji suszonej białej fasoli

1 15 uncji puszka czarnej fasoli

2 łyżki nasion annato

2 łyżeczki kminku

1 C. pieprz cayenne

1/2 szklanki nieugotowanego brązowego ryżu

1/4 łyżeczki soli morskiej

Umieść wszystkie składniki w powolnej kuchence.

Gotuj na niskim poziomie przez 8 godzin lub na wysokim poziomie przez 4 godziny.

Podawać z dodatkami, takimi jak tarty ser wegański, awokado, zielona cebula i kolendra

Wolno gotowana tajska fasola mung

SKŁADNIKI

2 czerwone cebule, posiekane

7 ząbków czosnku, posiekanych

8 papryczek jalapeno, pokrojonych w plasterki

1 łyżka. sok cytrynowy

4 szklanki bulionu warzywnego

1 puszka wody (ja używam puszki pokrojonych w kostkę pomidorów, żeby wydobyć cały pozostały smak)

8 uncji suszonej fasoli mung

1 15 uncji puszka czarnej fasoli

2 łyżki czosnku, posiekanego

2 łyżeczki chili w proszku

1 łyżka tajskiej pasty chili z czosnkiem

1/2 szklanki nieugotowanego czarnego ryżu

1/4 łyżeczki soli morskiej

Umieść wszystkie składniki w powolnej kuchence.

Gotuj na niskim poziomie przez 8 godzin lub na wysokim poziomie przez 4 godziny.

Podawać z dodatkami, takimi jak tarty ser wegański, awokado, zielona cebula i kolendra

Sos pesto z gotowanej fasoli

SKŁADNIKI

1 czerwona cebula, posiekana

2 czerwone cebule

7 ząbków czosnku

1 papryczka ancho, posiekana

1 łyżka. sok limonkowy

4 szklanki bulionu warzywnego

1 puszka wody (ja używam puszki pokrojonych w kostkę pomidorów, żeby wydobyć cały pozostały smak)

8 uncji suszonej nerki

1 15 uncji puszka czarnej fasoli

3 łyżki sosu pesto

1 łyżeczka suszonej bazylii, grubo posiekanej

1 C. suszona włoska przyprawa

1/2 szklanki nieugotowanego ryżu

1/4 łyżeczki soli morskiej

Umieść wszystkie składniki w powolnej kuchence.

Gotuj na niskim poziomie przez 8 godzin lub na wysokim poziomie przez 4 godziny.

Podawać z dodatkami, takimi jak tarty ser wegański, awokado, zielona cebula i kolendra

Soczewica i papryka

SKŁADNIKI

1 czerwona cebula, posiekana

6 ząbków czosnku, posiekanych

1 łodyga selera, posiekana

2 papryki, posiekane

1 15 uncji puszki pokrojonych w kostkę pomidorów

4 szklanki bulionu warzywnego

1 puszka wody (ja używam puszki pokrojonych w kostkę pomidorów, żeby wydobyć cały pozostały smak)

1 szklanka suszonej soczewicy

1 15 uncji puszka czarnej fasoli

2 łyżki chili w proszku

2 łyżeczki kminku

1 łyżka oregano

1/2 szklanki niegotowanej komosy ryżowej

1/4 łyżeczki soli morskiej

Umieść wszystkie składniki w powolnej kuchence.

Gotuj na niskim poziomie przez 8 godzin lub na wysokim poziomie przez 4 godziny.

Podawać z dodatkami, takimi jak tarty ser wegański, awokado, zielona cebula i kolendra

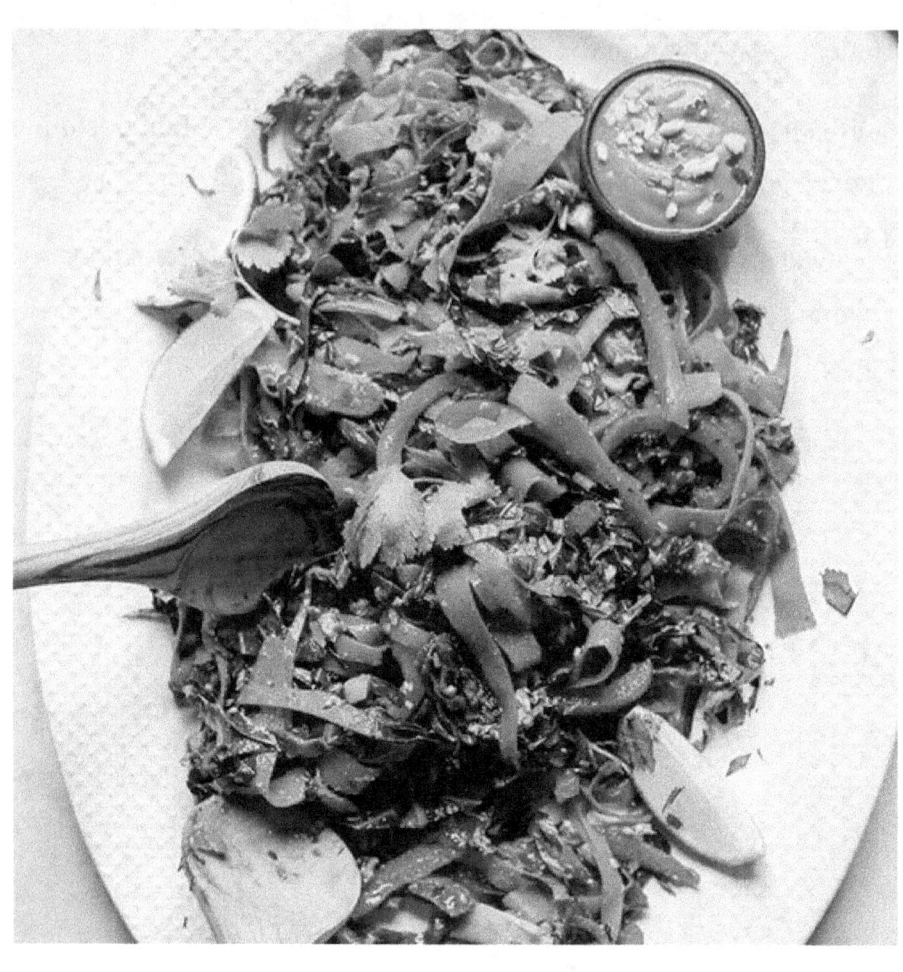

Tajska czarna fasola i pomidory

SKŁADNIKI

1 czerwona cebula, posiekana

1 biała cebula, posiekana

8 ząbków czosnku, posiekanych

1 C. posiekana szalotka

1 15 uncji puszki pokrojonych w kostkę pomidorów

4 szklanki bulionu warzywnego

1 puszka wody (ja używam puszki pokrojonych w kostkę pomidorów, żeby wydobyć cały pozostały smak)

8 uncji suszonej fasoli mung

1 15 uncji puszka czarnej fasoli

2 łyżki czosnku, posiekanego

2 łyżeczki chili w proszku

1 łyżka tajskiej pasty chili z czosnkiem

1/2 szklanki nieugotowanego czarnego ryżu

1/4 łyżeczki soli morskiej

Umieść wszystkie składniki w powolnej kuchence.

Gotuj na niskim poziomie przez 8 godzin lub na wysokim poziomie przez 4 godziny.

Podawać z dodatkami, takimi jak tarty ser wegański, awokado, zielona cebula i kolendra

Pikantna i pikantna biała i czarna fasola

SKŁADNIKI

2 czerwone cebule, posiekane

7 ząbków czosnku, posiekanych

8 papryczek jalapeno, pokrojonych w plasterki

1 łyżka. sok cytrynowy

4 szklanki bulionu warzywnego

1 puszka wody (ja używam puszki pokrojonych w kostkę pomidorów, żeby wydobyć cały pozostały smak)

8 uncji suszonej białej fasoli

1 15 uncji puszka czarnej fasoli

2 łyżki nasion annato

2 łyżeczki kminku

1 C. pieprz cayenne

1/2 szklanki nieugotowanego brązowego ryżu

1/4 łyżeczki soli morskiej

Umieść wszystkie składniki w powolnej kuchence.

Gotuj na niskim poziomie przez 8 godzin lub na wysokim poziomie przez 4 godziny.

Podawać z dodatkami, takimi jak tarty ser wegański, awokado, zielona cebula i kolendra

Francuska soczewica i czarna fasola z czerwonym ryżem

SKŁADNIKI

2 czerwone cebule, posiekane

7 ząbków czosnku, posiekanych

1 C. zielona cebula, pokrojona w plasterki

1 łyżka. sok cytrynowy

1 15 uncji puszki pokrojonych w kostkę pomidorów

4 szklanki bulionu warzywnego

1 puszka wody (ja używam puszki pokrojonych w kostkę pomidorów, żeby wydobyć cały pozostały smak)

8 uncji suszonej soczewicy

1 15 uncji puszka czarnej fasoli

2 łyżki czosnku w proszku

2 łyżeczki proszku cebulowego

1 łyżka ziół prowansalskich

1/2 szklanki nieugotowanego czerwonego ryżu

1/4 łyżeczki soli morskiej

Umieść wszystkie składniki w powolnej kuchence.

Gotuj na niskim poziomie przez 8 godzin lub na wysokim poziomie przez 4 godziny.

Podawać z dodatkami, takimi jak tarty ser wegański, awokado, zielona cebula i kolendra

Suszona fasola i Quinoa z Pesto

SKŁADNIKI

1 czerwona cebula, posiekana

2 czerwone cebule

7 ząbków czosnku

1 papryczka ancho, posiekana

1 łyżka. sok limonkowy

4 szklanki bulionu warzywnego

1 puszka wody (ja używam puszki pokrojonych w kostkę pomidorów, żeby wydobyć cały pozostały smak)

8 uncji suszonej fasoli

1 15 uncji puszka czarnej fasoli

3 łyżki sosu pesto

1 łyżeczka suszonej bazylii, grubo posiekanej

1 C. suszona włoska przyprawa

1/2 szklanki niegotowanej komosy ryżowej

1/4 łyżeczki soli morskiej

Umieść wszystkie składniki w powolnej kuchence.

Gotuj na niskim poziomie przez 8 godzin lub na wysokim poziomie przez 4 godziny.

Podawać z dodatkami, takimi jak tarty ser wegański, awokado, zielona cebula i kolendra

Tajski pikantny czarny ryż

SKŁADNIKI

1 czerwona cebula, posiekana

6 ząbków czosnku, posiekanych

1 łodyga selera, posiekana

2 papryki, posiekane

1 15 uncji puszki pokrojonych w kostkę pomidorów

4 szklanki bulionu warzywnego

1 puszka wody (ja używam puszki pokrojonych w kostkę pomidorów, żeby wydobyć cały pozostały smak)

8 uncji suszonej fasoli mung

1 15 uncji puszka czarnej fasoli

2 łyżki czosnku, posiekanego

2 łyżeczki chili w proszku

1 łyżka tajskiej pasty chili z czosnkiem

1/2 szklanki nieugotowanego czarnego ryżu

1/4 łyżeczki soli morskiej

Umieść wszystkie składniki w powolnej kuchence.

Gotuj na niskim poziomie przez 8 godzin lub na wysokim poziomie przez 4 godziny.

Podawać z dodatkami, takimi jak tarty ser wegański, awokado, zielona cebula i kolendra

Pikantna i pikantna komosa ryżowa i czarna fasola

SKŁADNIKI

2 czerwone cebule, posiekane

7 ząbków czosnku, posiekanych

8 papryczek jalapeno, pokrojonych w plasterki

1 łyżka. sok cytrynowy

4 szklanki bulionu warzywnego

1 puszka wody (ja używam puszki pokrojonych w kostkę pomidorów, żeby wydobyć cały pozostały smak)

1 szklanka suszonej soczewicy

1 15 uncji puszka czarnej fasoli

2 łyżki chili w proszku

2 łyżeczki kminku

1 łyżka oregano

1/2 szklanki niegotowanej komosy ryżowej

1/4 łyżeczki soli morskiej

Umieść wszystkie składniki w powolnej kuchence.

Gotuj na niskim poziomie przez 8 godzin lub na wysokim poziomie przez 4 godziny.

Podawać z dodatkami, takimi jak tarty ser wegański, awokado, zielona cebula i kolendra

Brązowy ryż i biała fasola

SKŁADNIKI

1 czerwona cebula, posiekana

6 ząbków czosnku, posiekanych

1 łodyga selera, posiekana

2 papryki, posiekane

1 15 uncji puszki pokrojonych w kostkę pomidorów

4 szklanki bulionu warzywnego

1 puszka wody (ja używam puszki pokrojonych w kostkę pomidorów, żeby wydobyć cały pozostały smak)

8 uncji suszonej białej fasoli

1 15 uncji puszka czarnej fasoli

2 łyżki nasion annato

2 łyżeczki kminku

1 C. pieprz cayenne

1/2 szklanki nieugotowanego brązowego ryżu

1/4 łyżeczki soli morskiej

Umieść wszystkie składniki w powolnej kuchence.

Gotuj na niskim poziomie przez 8 godzin lub na wysokim poziomie przez 4 godziny.

Podawać z dodatkami, takimi jak tarty ser wegański, awokado, zielona cebula i kolendra

Czarny ryż z czarną fasolą

SKŁADNIKI

2 czerwone cebule, posiekane

7 ząbków czosnku, posiekanych

1 C. zielona cebula, pokrojona w plasterki

1 łyżka. sok cytrynowy

1 15 uncji puszki pokrojonych w kostkę pomidorów

4 szklanki bulionu warzywnego

1 puszka wody (ja używam puszki pokrojonych w kostkę pomidorów, żeby wydobyć cały pozostały smak)

8 uncji suszonej fasoli mung

1 15 uncji puszka czarnej fasoli

2 łyżki czosnku, posiekanego

2 łyżeczki chili w proszku

1 łyżka tajskiej pasty chili z czosnkiem

1/2 szklanki nieugotowanego czarnego ryżu

1/4 łyżeczki soli morskiej

Umieść wszystkie składniki w powolnej kuchence.

Gotuj na niskim poziomie przez 8 godzin lub na wysokim poziomie przez 4 godziny.

Podawać z dodatkami, takimi jak tarty ser wegański, awokado, zielona cebula i kolendra

Czarna fasola i czerwona fasola

SKŁADNIKI

2 czerwone cebule

7 ząbków czosnku

1 papryczka ancho, posiekana

1 łyżka. sok limonkowy

4 szklanki bulionu warzywnego

1 puszka wody (ja używam puszki pokrojonych w kostkę pomidorów, żeby wydobyć cały pozostały smak)

8 uncji suszonej fasoli

1 15 uncji puszka czarnej fasoli

3 łyżki sosu pesto

1 łyżeczka suszonej bazylii, grubo posiekanej

1 C. suszona włoska przyprawa

1/2 szklanki nieugotowanego ryżu

1/4 łyżeczki soli morskiej

Umieść wszystkie składniki w powolnej kuchence.

Gotuj na niskim poziomie przez 8 godzin lub na wysokim poziomie przez 4 godziny.

Podawać z dodatkami, takimi jak tarty ser wegański, awokado, zielona cebula i kolendra

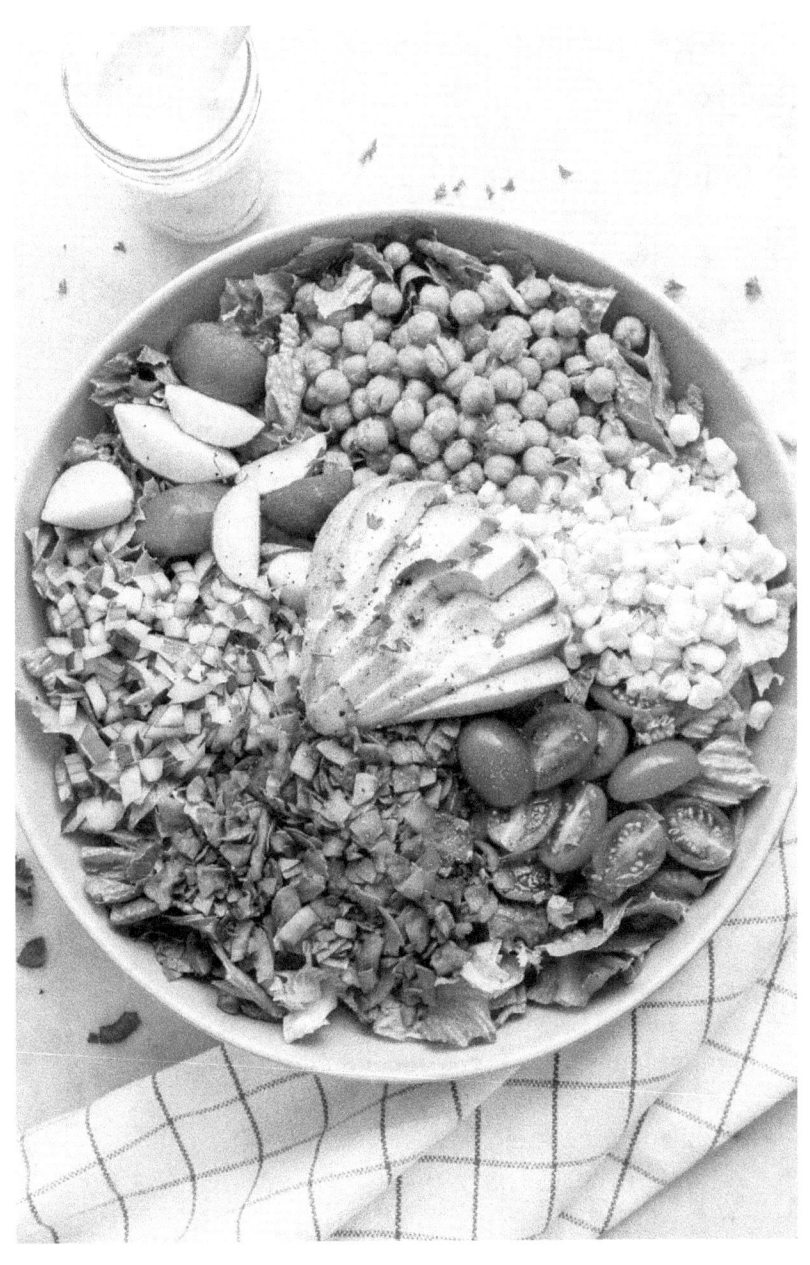

Czerwony ryż i czarna fasola z papryczką Jalapeno

SKŁADNIKI

2 czerwone cebule, posiekane

7 ząbków czosnku, posiekanych

8 papryczek jalapeno, pokrojonych w plasterki

1 łyżka. sok cytrynowy

4 szklanki bulionu warzywnego

1 puszka wody (ja używam puszki pokrojonych w kostkę pomidorów, żeby wydobyć cały pozostały smak)

8 uncji suszonej soczewicy

1 15 uncji puszka czarnej fasoli

2 łyżki czosnku w proszku

2 łyżeczki proszku cebulowego

1 łyżka ziół prowansalskich

1/2 szklanki nieugotowanego czerwonego ryżu

1/4 łyżeczki soli morskiej

Umieść wszystkie składniki w powolnej kuchence.

Gotuj na niskim poziomie przez 8 godzin lub na wysokim poziomie przez 4 godziny.

Podawać z dodatkami, takimi jak tarty ser wegański, awokado, zielona cebula i kolendra

Wędzona komosa ryżowa i soczewica

SKŁADNIKI

1 czerwona cebula, posiekana

1 biała cebula, posiekana

8 ząbków czosnku, posiekanych

1 C. posiekana szalotka

1 15 uncji puszki pokrojonych w kostkę pomidorów

4 szklanki bulionu warzywnego

1 puszka wody (ja używam puszki pokrojonych w kostkę pomidorów, żeby wydobyć cały pozostały smak)

1 szklanka suszonej soczewicy

1 15 uncji puszka czarnej fasoli

2 łyżki chili w proszku

2 łyżeczki kminku

1 łyżka oregano

1/2 szklanki niegotowanej komosy ryżowej

1/4 łyżeczki soli morskiej

Umieść wszystkie składniki w powolnej kuchence.

Gotuj na niskim poziomie przez 8 godzin lub na wysokim poziomie przez 4 godziny.

Podawać z dodatkami, takimi jak tarty ser wegański, awokado, zielona cebula i kolendra

Pikantny brązowy ryż

SKŁADNIKI

1 czerwona cebula, posiekana

6 ząbków czosnku, posiekanych

1 łodyga selera, posiekana

2 papryki, posiekane

1 15 uncji puszki pokrojonych w kostkę pomidorów

4 szklanki bulionu warzywnego

1 puszka wody (ja używam puszki pokrojonych w kostkę pomidorów, żeby wydobyć cały pozostały smak)

8 uncji suszonej białej fasoli

1 15 uncji puszka czarnej fasoli

2 łyżki nasion annato

2 łyżeczki kminku

1 C. pieprz cayenne

1/2 szklanki nieugotowanego brązowego ryżu

1/4 łyżeczki soli morskiej

Umieść wszystkie składniki w powolnej kuchence.

Gotuj na niskim poziomie przez 8 godzin lub na wysokim poziomie przez 4 godziny.

Podawać z dodatkami, takimi jak tarty ser wegański, awokado, zielona cebula i kolendra

Czarny ryż z papryczkami jalapeño

SKŁADNIKI

2 czerwone cebule, posiekane

7 ząbków czosnku, posiekanych

8 papryczek jalapeno, pokrojonych w plasterki

1 łyżka. sok cytrynowy

4 szklanki bulionu warzywnego

1 puszka wody (ja używam puszki pokrojonych w kostkę pomidorów, żeby wydobyć cały pozostały smak)

8 uncji suszonej fasoli mung

1 15 uncji puszka czarnej fasoli

2 łyżki czosnku, posiekanego

2 łyżeczki chili w proszku

1 łyżka tajskiej pasty chili z czosnkiem

1/2 szklanki nieugotowanego czarnego ryżu

1/4 łyżeczki soli morskiej

Umieść wszystkie składniki w powolnej kuchence.

Gotuj na niskim poziomie przez 8 godzin lub na wysokim poziomie przez 4 godziny.

Podawać z dodatkami, takimi jak tarty ser wegański, awokado, zielona cebula i kolendra

Czarna fasola i nerki z sosem pesto

SKŁADNIKI

2 czerwone cebule

7 ząbków czosnku

1 papryczka ancho, posiekana

1 łyżka. sok limonkowy

4 szklanki bulionu warzywnego

1 puszka wody (ja używam puszki pokrojonych w kostkę pomidorów, żeby wydobyć cały pozostały smak)

8 uncji suszonej nerki

1 15 uncji puszka czarnej fasoli

3 łyżki sosu pesto

1 łyżeczka suszonej bazylii, grubo posiekanej

1 C. suszona włoska przyprawa

1/2 szklanki nieugotowanego ryżu

1/4 łyżeczki soli morskiej

Umieść wszystkie składniki w powolnej kuchence.

Gotuj na niskim poziomie przez 8 godzin lub na wysokim poziomie przez 4 godziny.

Podawać z dodatkami, takimi jak tarty ser wegański, awokado, zielona cebula i kolendra

Czerwony ryż z czarną fasolą i pomidorami

Składniki

1 czerwona cebula, posiekana

6 ząbków czosnku, posiekanych

1 łodyga selera, posiekana

2 papryki, posiekane

1 15 uncji puszki pokrojonych w kostkę pomidorów

4 szklanki bulionu warzywnego

1 puszka wody (ja używam puszki pokrojonych w kostkę pomidorów, żeby wydobyć cały pozostały smak)

8 uncji suszonej soczewicy

1 15 uncji puszka czarnej fasoli

2 łyżki czosnku w proszku

2 łyżeczki proszku cebulowego

1 łyżka ziół prowansalskich

1/2 szklanki nieugotowanego czerwonego ryżu

1/4 łyżeczki soli morskiej

Umieść wszystkie składniki w powolnej kuchence.

Gotuj na niskim poziomie przez 8 godzin lub na wysokim poziomie przez 4 godziny.

Podawać z dodatkami, takimi jak tarty ser wegański, awokado, zielona cebula i kolendra

Wolno gotowana komosa ryżowa i pomidory

Składniki

1 czerwona cebula, posiekana

1 biała cebula, posiekana

8 ząbków czosnku, posiekanych

1 C. posiekana szalotka

1 15 uncji puszki pokrojonych w kostkę pomidorów

4 szklanki bulionu warzywnego

1 puszka wody (ja używam puszki pokrojonych w kostkę pomidorów, żeby wydobyć cały pozostały smak)

1 szklanka suszonej soczewicy

1 15 uncji puszka białej fasoli

2 łyżki chili w proszku

2 łyżeczki kminku

1 łyżka oregano

1/2 szklanki niegotowanej komosy ryżowej

1/4 łyżeczki soli morskiej

Umieść wszystkie składniki w powolnej kuchence.

Gotuj na niskim poziomie przez 8 godzin lub na wysokim poziomie przez 4 godziny.

Podawać z dodatkami, takimi jak tarty ser wegański, awokado, zielona cebula i kolendra

Brązowy ryż z pomidorami i papryczką Jalapeno

SKŁADNIKI

2 czerwone cebule, posiekane

7 ząbków czosnku, posiekanych

8 papryczek jalapeno, pokrojonych w plasterki

1 łyżka. sok cytrynowy

4 szklanki bulionu warzywnego

1 puszka wody (ja używam puszki pokrojonych w kostkę pomidorów, żeby wydobyć cały pozostały smak)

8 uncji suszonej białej fasoli

1 15 uncji puszka czarnej fasoli

2 łyżki nasion annato

2 łyżeczki kminku

1 C. pieprz cayenne

1/2 szklanki nieugotowanego brązowego ryżu

1/4 łyżeczki soli morskiej

Umieść wszystkie składniki w powolnej kuchence.

Gotuj na niskim poziomie przez 8 godzin lub na wysokim poziomie przez 4 godziny.

Podawać z dodatkami, takimi jak tarty ser wegański, awokado, zielona cebula i kolendra

Czarna Fasola Z Sosem Chimichurri

SKŁADNIKI

2 czerwone cebule

7 ząbków czosnku

1 papryczka ancho, posiekana

1 łyżka. sok limonkowy

1 15 uncji puszki pokrojonych w kostkę pomidorów

4 szklanki bulionu warzywnego

1 puszka wody (ja używam puszki pokrojonych w kostkę pomidorów, żeby wydobyć cały pozostały smak)

8 uncji suszonej fasoli mung

1 8 uncji puszka czarnej fasoli

2 łyżki czosnku, posiekanego

2 łyżeczki chili w proszku

1 łyżka chimichurri

1/2 szklanki nieugotowanego czarnego ryżu

1/4 łyżeczki soli morskiej

Umieść wszystkie składniki w powolnej kuchence.

Gotuj na niskim poziomie przez 8 godzin lub na wysokim poziomie przez 4 godziny.

Podawać z dodatkami, takimi jak tarty ser wegański, awokado, zielona cebula i kolendra

Ryż z pesto i czarną fasolą

SKŁADNIKI

1 czerwona cebula, posiekana

6 ząbków czosnku, posiekanych

1 łodyga selera, posiekana

2 papryki, posiekane

1 15 uncji puszki pokrojonych w kostkę pomidorów

4 szklanki bulionu warzywnego

1 puszka wody (ja używam puszki pokrojonych w kostkę pomidorów, żeby wydobyć cały pozostały smak)

8 uncji suszonej nerki

1 15 uncji puszka czarnej fasoli

3 łyżki sosu pesto

1 łyżeczka suszonej bazylii, grubo posiekanej

1 C. suszona włoska przyprawa

1/2 szklanki nieugotowanego ryżu

1/4 łyżeczki soli morskiej

Umieść wszystkie składniki w powolnej kuchence.

Gotuj na niskim poziomie przez 8 godzin lub na wysokim poziomie przez 4 godziny.

Podawać z dodatkami, takimi jak tarty ser wegański, awokado, zielona cebula i kolendra

Grzyby Quinoa i Jalapeño

SKŁADNIKI

2 czerwone cebule, posiekane

7 ząbków czosnku, posiekanych

8 papryczek jalapeno, pokrojonych w plasterki

1 łyżka. sok cytrynowy

4 szklanki bulionu warzywnego

1 puszka wody (ja używam puszki pokrojonych w kostkę pomidorów, żeby wydobyć cały pozostały smak)

1 szklanka suszonej soczewicy

1 15 uncji puszki grzybów

2 łyżki chili w proszku

2 łyżeczki kminku

1 łyżka oregano

1/2 szklanki niegotowanej komosy ryżowej

1/4 łyżeczki soli morskiej

Umieść wszystkie składniki w powolnej kuchence.

Gotuj na niskim poziomie przez 8 godzin lub na wysokim poziomie przez 4 godziny.

Podawać z dodatkami, takimi jak tarty ser wegański, awokado, zielona cebula i kolendra

Czerwony ryż z crimini i pieczarkami

SKŁADNIKI

2 czerwone cebule, posiekane

7 ząbków czosnku, posiekanych

1 C. zielona cebula, pokrojona w plasterki

1 łyżka. sok cytrynowy

4 szklanki bulionu warzywnego

1 puszka wody (ja używam puszki pokrojonych w kostkę pomidorów, żeby wydobyć cały pozostały smak)

1 szklanka grzybów crimini

1 szklanka pieczarek

2 łyżki czosnku w proszku

2 łyżeczki proszku cebulowego

1 łyżka ziół prowansalskich

1/2 szklanki nieugotowanego czerwonego ryżu

1/4 łyżeczki soli morskiej

Umieść wszystkie składniki w powolnej kuchence.

Gotuj na niskim poziomie przez 8 godzin lub na wysokim poziomie przez 4 godziny.

Podawać z dodatkami, takimi jak tarty ser wegański, awokado, zielona cebula i kolendra

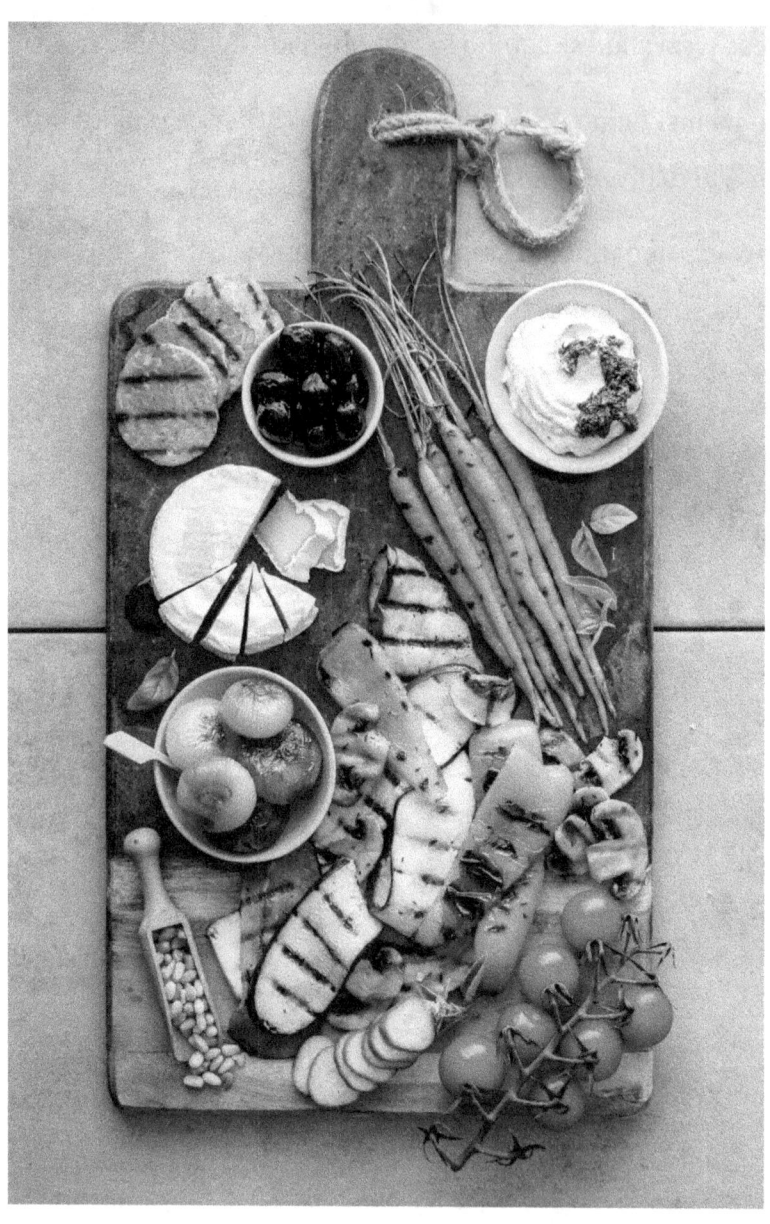

Brązowy ryż z grzybami Crimini i Ancho Chili

SKŁADNIKI

2 czerwone cebule

7 ząbków czosnku

1 papryczka ancho, posiekana

1 łyżka. sok limonkowy

4 szklanki bulionu warzywnego

1 puszka wody (ja używam puszki pokrojonych w kostkę pomidorów, żeby wydobyć cały pozostały smak)

1 szklanka grzybów crimini

1 15 uncji puszka czarnej fasoli

2 łyżki nasion annato

2 łyżeczki kminku

1 C. pieprz cayenne

1/2 szklanki nieugotowanego brązowego ryżu

1/4 łyżeczki soli morskiej

Umieść wszystkie składniki w powolnej kuchence.

Gotuj na niskim poziomie przez 8 godzin lub na wysokim poziomie przez 4 godziny.

Podawać z dodatkami, takimi jak tarty ser wegański, awokado, zielona cebula i kolendra

Tarta warzywna

Składniki

7 szklanek warzyw pokrojonych w drobną kostkę, których użyłam: brukselka, mrożone ziarna kukurydzy, mrożony groszek, pokrojone w kostkę ziemniaki, młoda marchewka i pokrojone wcześniej grzyby

1/2 szklanki pokrojonej w kostkę czerwonej cebuli

4 ząbki czosnku, posiekane

Usuń 5-6 gałązek świeżego tymianku

1/4 szklanki mąki

2 szklanki bulionu z kurczaka

1/4 szklanki skrobi kukurydzianej

1/4 szklanki kremu kokosowego

sól i pieprz do smaku

1 rozmrożone mrożone ciasto francuskie

2 łyżki oliwy z oliwek

W razie potrzeby dodaj 7 szklanek warzyw do wolnowaru z cebulą i czosnkiem

Wymieszaj z mąką, aby dobrze ją pokryła

Dodajemy bulion, aż dobrze wymiesza się z mąką

Przykryj i gotuj na wysokim poziomie przez 3 1/2 godziny lub na niskim poziomie przez 6 1/2 godziny.

Wymieszaj skrobię kukurydzianą z 1/4 szklanki wody, aż będzie gładka i dodaj do wolnowaru.

Dodaj śmietankę kokosową, przykryj i odwróć wolnowar.

Gotuj na wysokim poziomie przez 15 minut lub do momentu, aż mieszanina zgęstnieje

Przełożyć do naczynia żaroodpornego i posypać rozmrożonym ciastem francuskim.

Posmaruj wierzch ciasta oliwą z oliwek

Piec w temperaturze 400 stopni F przez około 10 minut lub do momentu, aż ciasto stanie się złotobrązowe.

Zupa z grochu i pora

Składniki

1 opakowanie 16 uncji 1 funt suszonego zielonego groszku, opłukanego

1 duża porcja wyłącznie jasnozielonego i białego pora, posiekana i dokładnie oczyszczona

3 żeberka selera, pokrojone w kostkę

2 duże marchewki, pokrojone w kostkę

4 ząbki czosnku, posiekane

1/4 szklanki posiekanej świeżej pietruszki

6 szklanek bulionu warzywnego

1/2 szklanki mielonego czarnego pieprzu

1 łyżeczka soli morskiej lub do smaku

1 liść laurowy

Wszystkie składniki wlać do wolnowaru i dobrze wymieszać.

Przykryj i gotuj na małym ogniu przez 7 1/2 godziny lub na wysokim poziomie przez 3 1/2 godziny.

Wyjmij liść laurowy.

Zupa z czarnej fasoli i pieprzu

SKŁADNIKI

1 funt suszonej czarnej fasoli

4 szklanki bulionu warzywnego

1 żółta cebula, drobno posiekana

1 zielona papryka, drobno posiekana

2 papryczki jalapeño, nasiona usunięte i drobno posiekane

1 szklanka salsy lub pokrojonych w kostkę pomidorów

4 łyżeczki posiekanego czosnku, około 4 ząbki

1 duża łyżka chili w proszku

2 łyżeczki mielonego kminku

2 łyżeczki soli morskiej

1 łyżeczka mielonego pieprzu

1/2 łyżeczki mielonego pieprzu cayenne (zmniejszyć lub pominąć w przypadku łagodniejszej zupy)

1/2 łyżeczki wędzonej papryki

W razie potrzeby awokado i kolendra do dekoracji

Całkowicie zanurz fasolę w wodzie na noc i upewnij się, że nad fasolą znajduje się centymetr wody.

Fasolę odcedź i opłucz.

W powolnym naczyniu umieść fasolę, bulion, cebulę, pieprz, papryczki jalapeno, salsę, czosnek, chili w proszku, kminek, sól, pieprz, cayenne i paprykę.

Wymieszaj i dobrze wymieszaj.

Gotuj na dużym ogniu przez 6 godzin, aż fasola będzie miękka.

Połowę zupy zmiksuj na gładką masę i wlej z powrotem do garnka.

Udekoruj awokado i kolendrą.

Soczewica brązowa, zielona i pardina masala

Składniki

1 czerwona cebula, posiekana

5 ząbków czosnku, posiekanych

1 łyżka posiekanego świeżego imbiru lub 1 łyżeczka mielonego imbiru w proszku

2 ¼ szklanki soczewicy brązowej, zielonej lub pardina

4 szklanki bulionu warzywnego

1 15-uncjowa puszka pokrojonych w kostkę lub duszonych pomidorów z sokiem

¼ szklanki koncentratu pomidorowego

2 łyżeczki pasty z tamaryndowca (opcjonalnie, dodaje nuty kwaśności)

1 łyżeczka miodu

¾ łyżeczki soli morskiej

1 ½ łyżeczki garam masala

Kilka wstrząsów czarnego pieprzu

1 szklanka jasnego mleka kokosowego

Dodatek: Ryż, komosa ryżowa lub inne produkty pełnoziarniste i świeże zioła

Umieść wszystko z wyjątkiem mleka kokosowego i składników dodatków w powolnej kuchence.

Dobrze wymieszaj i gotuj na wysokim poziomie przez 3 1/2 godziny lub na niskim poziomie przez 6 godzin.

W ciągu ostatniej godziny sprawdź, czy nie trzeba dodać więcej płynu.

Gdy soczewica zmięknie, dodać mleko kokosowe.

Dodaj go do ryżu, komosy ryżowej i świeżych ziół.

Wolno gotowana ciecierzyca i ziemniaki

Składniki

2 łyżeczki oliwy z oliwek z pierwszego tłoczenia

1 średnia czerwona cebula, pokrojona w kostkę (około 2 filiżanek)

4 średnie ząbki czosnku, posiekane (około 2 łyżeczki)

2 łyżeczki mielonej kolendry

2 łyżeczki mielonego kminku

1/2 łyżeczki garam masali

1/2 łyżeczki mielonego imbiru

1/4 łyżeczki kurkumy

1/4 łyżeczki zmielonych płatków czerwonej papryki

1 łyżeczka soli morskiej

1 puszka (15 uncji) pokrojonych w kostkę pomidorów

2 łyżki koncentratu pomidorowego

1 szklanka bulionu warzywnego

2 puszki (15 uncji) ciecierzycy, odsączonej i przepłukanej

1 funt czerwonych ziemniaków, pokrojonych w 1/2-calową kostkę

1 limonka

Mały pęczek świeżej kolendry

Sprzęt:

Wolnowar o pojemności 3 litrów lub większej

Rozgrzej oliwę z oliwek na dużej patelni na średnim ogniu.

Smaż cebulę, aż zmięknie i będzie przezroczysta. Zajmuje to około 5 minut.

Dodać czosnek, kolendrę, kminek, garam masala, mielony imbir, kurkumę, płatki czerwonej papryki i sól morską.

Gotuj i mieszaj przez 1 minutę.

Dodać pokrojone w kostkę pomidory, koncentrat pomidorowy i bulion warzywny.

Wymieszaj i wlej do wolnowaru.

Dodaj ciecierzycę i ziemniaki.

Gotuj na wysokim poziomie przez 4,5 godziny lub na niskim poziomie przez 9 godzin lub do momentu, aż ziemniaki będą miękkie.

Podawać w miseczkach i udekorować świeżą kolendrą i cząstkami limonki.

Gulasz z jarmużu i białej fasoli

Składniki

2 funty białej fasoli (posortowanej i opłukanej)

2 duże marchewki, obrane i pokrojone w kostkę

3 duże łodygi selera, pokrojone w kostkę

1 czerwona cebula, pokrojona w kostkę

6 ząbków czosnku, posiekanych lub posiekanych

1 liść laurowy

1 C. każdy: suszony rozmaryn, tymianek, oregano

11 szklanek wody

2 łyżki stołowe. sól

Zmielony czarny pieprz do smaku

1 duża puszka (28 uncji) pokrojonych w kostkę pomidorów

5 do 6 szklanek grubo posiekanych warzyw liściastych, takich jak szpinak, boćwina, jarmuż

Do podania ryż, polenta lub pieczywo

Połącz fasolę, marchewkę, seler, cebulę, czosnek, liść laurowy i suszone zioła.

Dodaj wodę.

Gotuj na dużym ogniu przez 3 1/2 godziny lub na małym ogniu przez 9 godzin.

Zdejmij pokrywkę z wolnowaru i dopraw solą i pieprzem

Dodaj pokrojone w kostkę pomidory.

Gotuj przez kolejną 1 godzinę 15 minut. lub do momentu, aż fasola stanie się bardzo miękka. (

Udekoruj posiekanymi zielonymi warzywami.

Podawać z ugotowanym ryżem, polentą lub pieczywem.

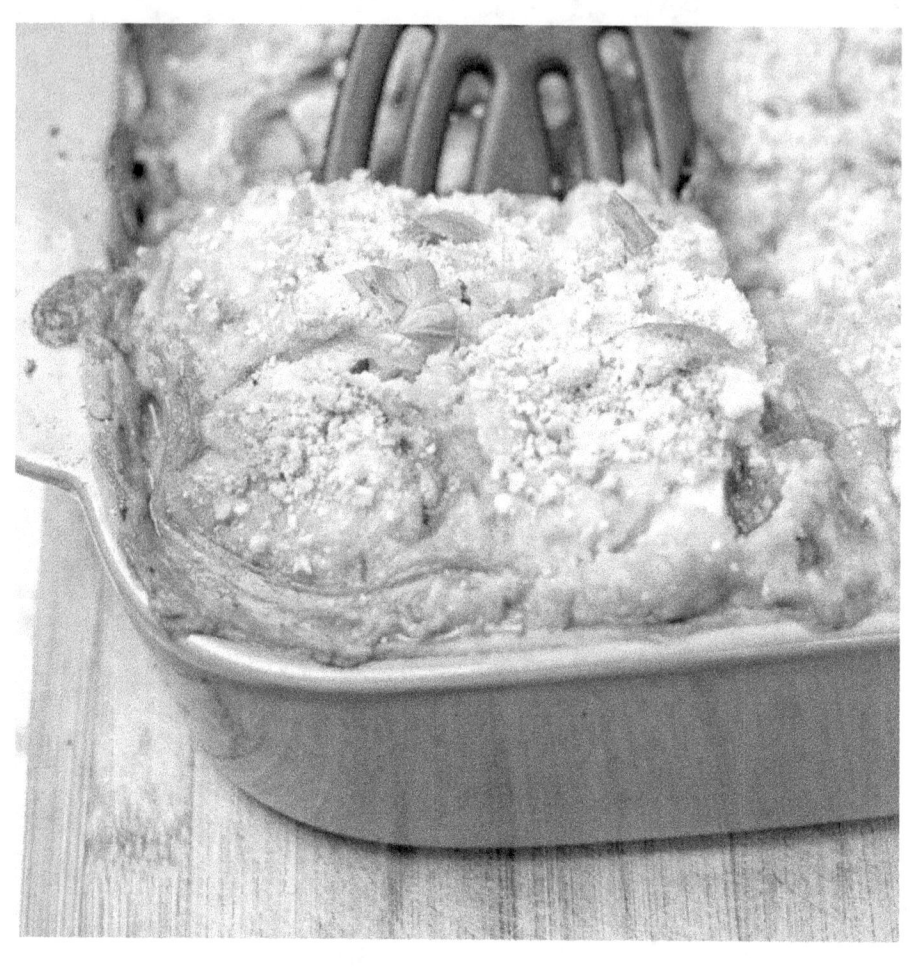

Zupa ze słodkich ziemniaków i szpinaku

Składniki

5 szklanek bulionu warzywnego o niskiej zawartości sodu

3 duże słodkie ziemniaki, obrane i posiekane

1 szklanka posiekanej cebuli

2 łodygi selera, posiekane

4 ząbki zmiażdżonego czosnku

1 szklanka mleka migdałowego

1 C. suszony estragon

2 szklanki szpinaku baby

6-8 łyżek. pokrojone migdały

sól morska i mielony czarny pieprz do smaku

Połącz bulion, słodkie ziemniaki, cebulę, seler i czosnek w wolnowarze o pojemności 4 litrów.

Gotuj na małym ogniu przez 8 godzin lub do momentu, aż ziemniaki będą miękkie.

Dodać mleko migdałowe, estragon, sól i pieprz.

Mieszaj tę mieszaninę przez 1-2 minuty za pomocą blendera zanurzeniowego, aż zupa będzie gładka.

Dodać szpinak baby i przykryć.

Odstaw na 20 minut lub do momentu, aż szpinak będzie miękki.

Udekoruj migdałami i dopraw solą morską i pieprzem.

Komosa ryżowa i chili z czerwonej fasoli

SKŁADNIKI:

1 szklanka faro* lub niegotowanej komosy ryżowej**

1 średnia czerwona lub żółta cebula, obrana i pokrojona w kostkę

8 ząbków czosnku, posiekanych

1 papryczka chipotle w sosie adobo***, posiekana

2 (15 uncji) puszki ciemnej fasoli, opłukane i odsączone (**pomysły na substytuty znajdziesz poniżej)

2 puszki (15 uncji) sosu pomidorowego

2 (14 uncji) puszki pokrojonych w kostkę pomidorów

1 puszka (15 uncji) jasnej fasoli, przepłukana i odsączona

1 puszka (4 uncje) posiekanej czerwonej papryki

4 szklanki bulionu warzywnego

1 szklanka piwa (lub możesz po prostu dodać dodatkowy bulion warzywny)

2 łyżki chili w proszku

1 łyżka mielonego kminku

1 łyżeczka soli morskiej

1 łyżeczka miodu

1/2 łyżeczki czarnego pieprzu

Połącz wszystkie składniki w powolnej kuchence i dobrze wymieszaj.

Gotuj na wysokim poziomie przez 3,5 godziny lub na niskim poziomie przez 7 godzin, aż fasola będzie miękka.

Posmakuj i jeśli to konieczne, dodaj więcej soli i pieprzu.

Udekoruj dodatkami.

Przechowywać w lodówce przez 3 dni lub zamrażać przez 3 miesiące.

Grillowana cukinia i pieczarki

Składniki

2 cukinie pokrojone w 1/2-calowe plasterki

2 czerwone papryki, pokrojone na kawałki

1/2 funta świeżych pieczarek

1/2 funta pomidorków koktajlowych 1 czerwona cebula, pokrojona w plasterki o grubości 1/2 cala

1/2 szklanki oliwy z oliwek

sól morska do smaku

świeżo zmielony czarny pieprz do smaku

Rozgrzej grill na średnio-wysokim ogniu

Naoliwić grill.

W misce wymieszaj cukinię, zieloną paprykę, grzyby, pomidory i cebulę.

Warzywa skrop odrobiną oliwy z oliwek i wymieszaj, aby je pokryły.

Doprawić solą morską i pieprzem.

Warzywa grilluj po 4 minuty z każdej strony.

Grillowana cukinia i grzyby Cremini z glazurą balsamiczną

Składniki

3 zielone papryki pozbawione nasion i przekrojone na pół

3 żółte dynie (w sumie około 1 funta), pokrojone wzdłuż na prostokąty o grubości 1/2 cala

3 cukinie (w sumie około 12 uncji), pokrojone wzdłuż na prostokąty o grubości 1/2 cala

3 bakłażany (łącznie 12 uncji), pokrojone wzdłuż na prostokąty o grubości 1/2 cala

12 grzybów cremini

1 pęczek (1 funt) szparagów, przyciętych

12 zielonych cebul, korzenie odcięte

6 łyżek oliwy z oliwek

Sól i świeżo zmielony czarny pieprz

3 łyżki octu balsamicznego

4 ząbki czosnku, posiekane

1 łyżeczka posiekanych świeżych liści pietruszki

1 łyżeczka posiekanych świeżych liści bazylii

1/2 łyżeczki drobno posiekanych świeżych liści rozmarynu

Rozgrzej grill na średnio-wysokim ogniu

Lekko posmaruj warzywa 1/4 szklanki oleju

Warzywa doprawić solą i pieprzem.

Pracując partiami, grilluj do miękkości.

W misce wymieszaj 2 łyżki oliwy, ocet balsamiczny, czosnek, pietruszkę, bazylię i rozmaryn.

Doprawić solą i pieprzem.

Warzywa polać sosem winegret.

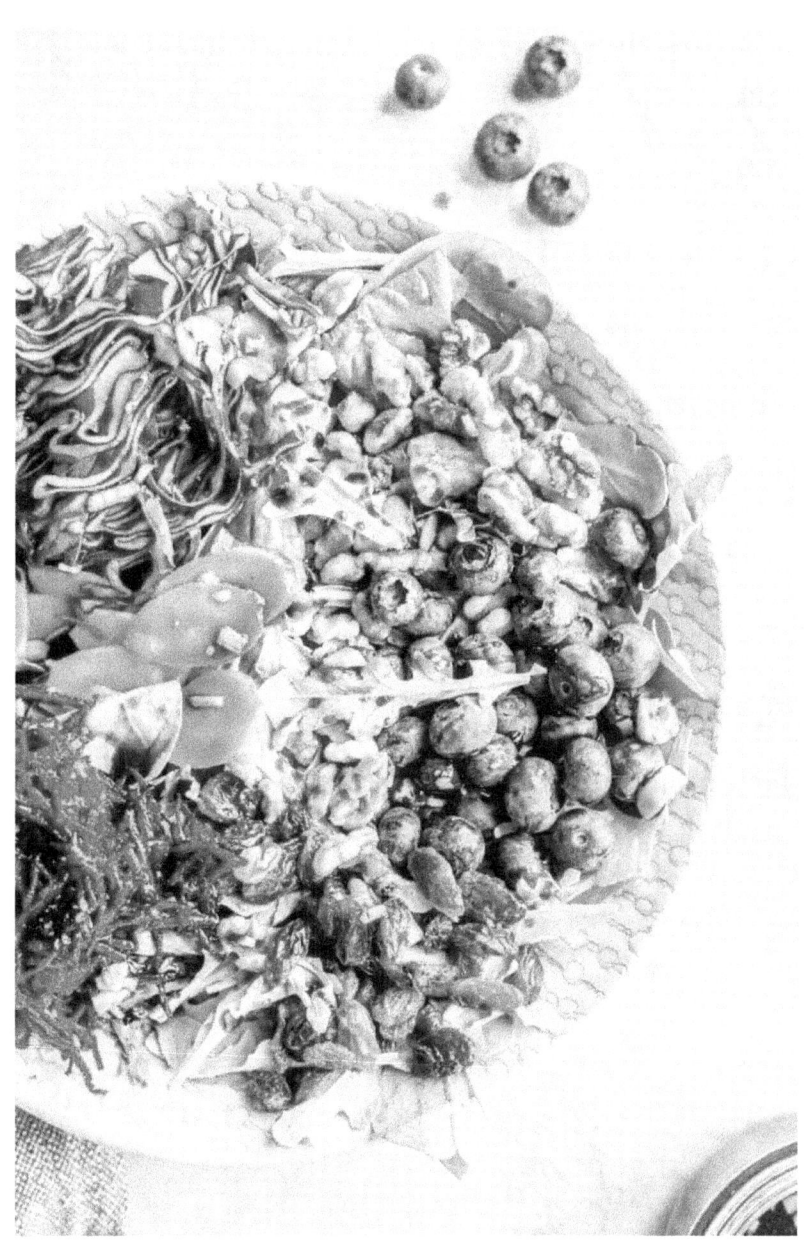

Pieczone Grzyby Shitake Z Pomidorami Wiśniowymi

Składniki

1 funt rzepy przekrojonej na pół

2 łyżki oliwy z oliwek z pierwszego tłoczenia

1/2 funta grzybów shiitake

8 nieobranych ząbków czosnku

3 łyżki oleju sezamowego

sól morska i mielony czarny pieprz do smaku

1/4 funta pomidorków koktajlowych

3 łyżki prażonych orzechów nerkowca

1/4 funta szpinaku, pokrojonego w cienkie plasterki

Rozgrzej piekarnik do 425 stopni F.

Rozłóż ziemniaki na patelni

Skropić 2 łyżkami oleju i piec przez 15 minut, raz obracając.

Dodaj grzyby łodygą do góry

Na patelnię wrzucamy ząbki czosnku i smażymy, aż się lekko zrumienią

Skropić 1 łyżką oleju sezamowego i doprawić solą morską i czarnym pieprzem.

Wróć do piekarnika i piecz przez 5 minut.

Dodaj pomidorki koktajlowe na patelnię.

Wróć do piekarnika i gotuj, aż grzyby zmiękną, 5 minut.

Posyp orzechami nerkowca ziemniaki i grzyby.

Podawać ze szpinakiem.

Pieczony pasternak i pieczarki z orzechami makadamia

Składniki

1 funt pasternak, przekrojony na pół

2 łyżki oliwy z oliwek z pierwszego tłoczenia

1/2 funta pieczarek

8 nieobranych ząbków czosnku

2 łyżki posiekanego świeżego tymianku

1 łyżka oliwy z oliwek z pierwszego tłoczenia

sól morska i mielony czarny pieprz do smaku

1/4 funta pomidorków koktajlowych

3 łyżki prażonych orzechów makadamia

1/4 funta szpinaku, pokrojonego w cienkie plasterki

Rozgrzej piekarnik do 425 stopni F.

Rozłóż pasternak na patelni

Skropić 2 łyżkami oliwy z oliwek i piec przez 15 minut, raz obracając.

Dodaj grzyby łodygą do góry

Na patelnię wrzucamy ząbki czosnku i smażymy, aż się lekko zrumienią

Posypać tymiankiem.

Skropić 1 łyżką oliwy z oliwek i doprawić solą morską i czarnym pieprzem.

Wróć do piekarnika i piecz przez 5 minut.

Dodaj pomidorki koktajlowe na patelnię.

Wróć do piekarnika i gotuj, aż grzyby zmiękną, 5 minut.

Posyp orzechami makadamia ziemniaki i grzyby.

Podawać ze szpinakiem.

Pieczony Pieczarka Z Pomidorkami Wiśniowymi I Orzeszkami piniowymi

Składniki

1 funt ziemniaków, przekrojonych na pół

2 łyżki oliwy z oliwek z pierwszego tłoczenia

1/2 funta pieczarek

8 nieobranych ząbków czosnku

2 łyżki stołowe. kminek

1 C. nasiona annato

½ łyżeczki pieprz cayenne

1 łyżka oliwy z oliwek z pierwszego tłoczenia

sól morska i mielony czarny pieprz do smaku

1/4 funta pomidorków koktajlowych

3 łyżki prażonych orzeszków piniowych

1/4 funta szpinaku, pokrojonego w cienkie plasterki

Rozgrzej piekarnik do 425 stopni F.

Rozłóż ziemniaki na patelni

Skropić 2 łyżkami oliwy z oliwek i piec przez 15 minut, raz obracając.

Dodaj grzyby łodygą do góry

Na patelnię wrzucamy ząbki czosnku i smażymy, aż się lekko zrumienią

Posypać kminkiem, pieprzem cayenne i nasionami annato.

Skropić 1 łyżką oliwy z oliwek i doprawić solą morską i czarnym pieprzem.

Wróć do piekarnika i piecz przez 5 minut.

Dodaj pomidorki koktajlowe na patelnię.

Wróć do piekarnika i gotuj, aż grzyby zmiękną, 5 minut.

Posyp orzeszkami piniowymi ziemniaki i grzyby.

Podawać ze szpinakiem.

Pieczone Ziemniaki Curry

SKŁADNIKI

1 ½ funta ziemniaków, obranych i pokrojonych na 1-calowe kawałki

½ cebuli, pokrojonej w cienkie plasterki

kubek wody

½ kostki bulionu warzywnego, pokruszona

1 łyżka. Oliwa z oliwek z pierwszego tłoczenia

½ łyżeczki kminku

½ łyżeczki mielonej kolendry

½ łyżeczki garam masali

½ łyżeczki ostrej papryki w proszku

Czarny pieprz

½ funta świeżego szpinaku, grubo posiekanego

Wszystkie składniki, z wyjątkiem ostatniego, włóż do wolnowaru.

Udekoruj garściami szpinaku i napełnij nim wolnowar.

Jeśli nie uda Ci się zebrać wszystkiego na raz, najpierw ugotuj pierwszą porcję i dodaj trochę więcej szpinaku.

Gotuj przez 3 lub 4 godziny na średnim ogniu, aż ziemniaki staną się miękkie.

Zeskrobać z boków i podawać.

Pieczony szpinak i pasternak

SKŁADNIKI

1 ½ funta pasternaku, obranego i pokrojonego na 1-calowe kawałki

½ czerwonej cebuli, pokrojonej w cienkie plasterki

kubek wody

½ kostki bulionu warzywnego, pokruszona

1 łyżka. Oliwa z oliwek z pierwszego tłoczenia

½ łyżeczki kminku

½ łyżeczki nasion annato

½ łyżeczki pieprzu cayenne

½ łyżeczki ostrej papryki w proszku

Czarny pieprz

½ funta świeżego szpinaku, grubo posiekanego

Wszystkie składniki, z wyjątkiem ostatniego, włóż do wolnowaru.

Udekoruj garściami szpinaku i napełnij nim wolnowar.

Jeśli nie uda Ci się zebrać wszystkiego na raz, najpierw ugotuj pierwszą porcję i dodaj trochę więcej szpinaku.

Gotuj przez 3 lub 4 godziny na średnim ogniu, aż ziemniaki staną się miękkie.

Zeskrobać z boków i podawać.

Pieczony jarmuż i słodkie ziemniaki

SKŁADNIKI

1 ½ funta słodkich ziemniaków, obranych i pokrojonych na 1-calowe kawałki

½ cebuli, pokrojonej w cienkie plasterki

kubek wody

½ kostki bulionu warzywnego, pokruszona

1 łyżka. Oliwa z oliwek z pierwszego tłoczenia

½ łyżeczki kminku

½ łyżeczki posiekanej papryczki jalapeno

½ łyżeczki papryki

½ łyżeczki ostrej papryki w proszku

Czarny pieprz

½ funta świeżego jarmużu, grubo posiekanego

Wszystkie składniki, z wyjątkiem ostatniego, włóż do wolnowaru.

Na wierzch połóż garść jarmużu i napełnij nim wolnowar.

Jeśli nie uda ci się zebrać wszystkiego na raz, najpierw ugotuj pierwszą porcję i dodaj trochę więcej jarmużu.

Gotuj przez 3 lub 4 godziny na średnim ogniu, aż ziemniaki staną się miękkie.

Zeskrobać z boków i podawać.

Pieczona rukiew wodna i marchewka po syczuańsku

SKŁADNIKI

1 ½ funta marchewki, obranej i pokrojonej na 1-calowe kawałki

½ czerwonej cebuli, pokrojonej w cienkie plasterki

kubek wody

½ kostki bulionu warzywnego, pokruszona

1 łyżka. olej sezamowy

½ łyżeczki chińskiego proszku 5 przypraw

½ łyżeczki pieprzu syczuańskiego

½ łyżeczki ostrej papryki w proszku

Czarny pieprz

½ funta świeżej rzeżuchy wodnej, grubo posiekanej

Wszystkie składniki, z wyjątkiem ostatniego, włóż do wolnowaru.

Udekoruj kilkoma garściami rzeżuchy i napełnij nią wolnowar.

Jeśli nie możesz zmieścić wszystkiego na raz, najpierw ugotuj pierwszą porcję i dodaj trochę więcej rzeżuchy.

Gotuj przez 3 lub 4 godziny na średnim ogniu, aż marchewka stanie się miękka.

Zeskrobać z boków i podawać.

Pikantna i pikantna pieczona rzepa i cebula

SKŁADNIKI

1 ½ funta rzepy, obranej i pokrojonej na 1-calowe kawałki

½ cebuli, pokrojonej w cienkie plasterki

kubek wody

½ kostki bulionu warzywnego, pokruszona

1 łyżka. Oliwa z oliwek z pierwszego tłoczenia

½ łyżeczki kminku

½ łyżeczki nasion annato

½ łyżeczki pieprzu cayenne

½ łyżeczki soku z limonki

Czarny pieprz

½ funta świeżego szpinaku, grubo posiekanego

Wszystkie składniki, z wyjątkiem ostatniego, włóż do wolnowaru.

Udekoruj garściami szpinaku i napełnij nim wolnowar.

Jeśli nie uda Ci się zebrać wszystkiego na raz, najpierw ugotuj pierwszą porcję i dodaj trochę więcej szpinaku.

Gotuj przez 3 lub 4 godziny na średnim ogniu, aż warzywa korzeniowe staną się miękkie.

Zeskrobać z boków i podawać.

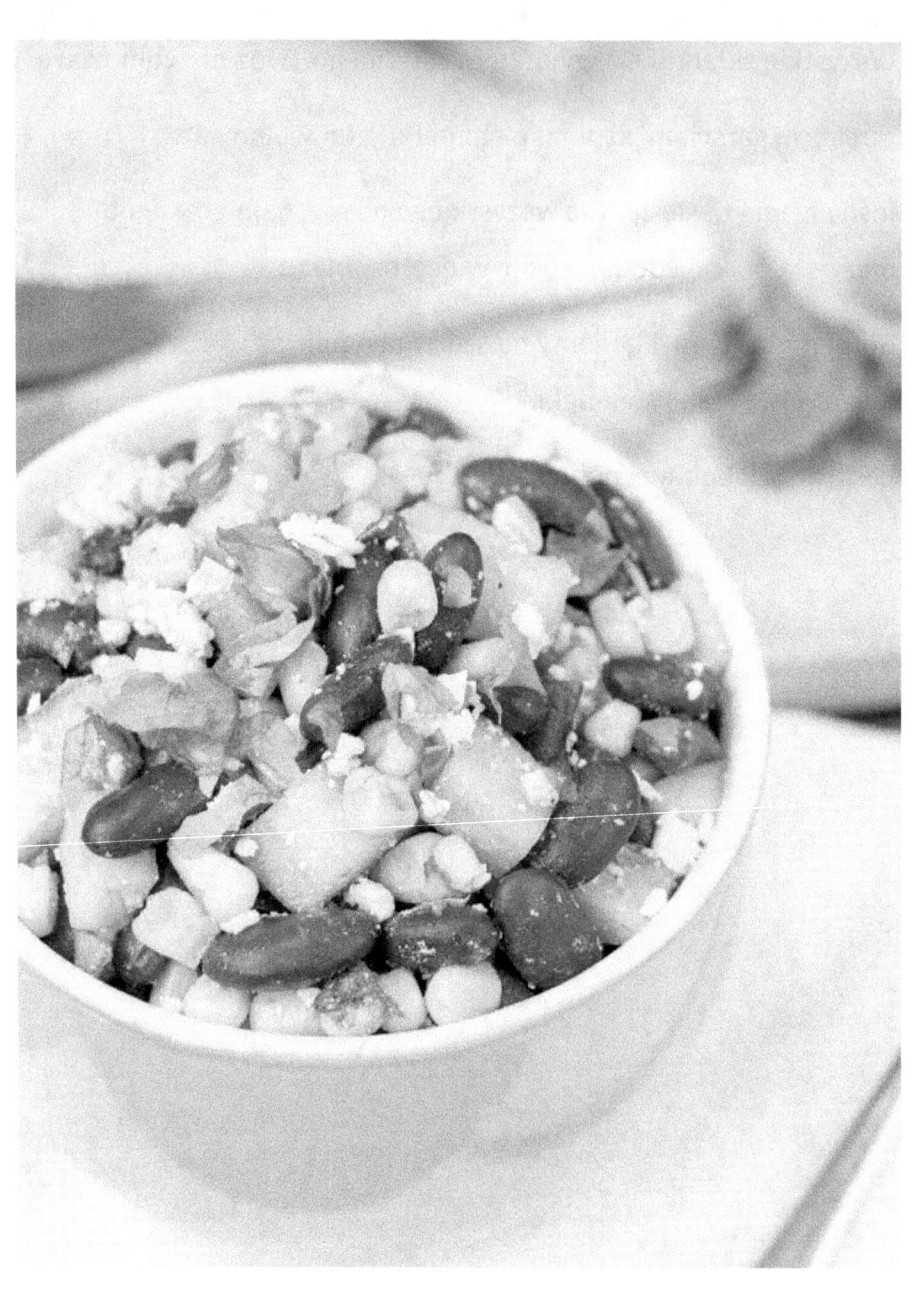

Marchew curry

SKŁADNIKI

1 ½ funta marchewki, obranej i pokrojonej na 1-calowe kawałki

½ cebuli, pokrojonej w cienkie plasterki

kubek wody

½ kostki bulionu warzywnego, pokruszona

1 łyżka. Oliwa z oliwek z pierwszego tłoczenia

½ łyżeczki kminku

½ łyżeczki mielonej kolendry

½ łyżeczki garam masali

½ łyżeczki ostrej papryki w proszku

Czarny pieprz

½ funta świeżego jarmużu, grubo posiekanego

Wszystkie składniki, z wyjątkiem ostatniego, włóż do wolnowaru.

Na wierzch połóż garść jarmużu i napełnij nim wolnowar.

Jeśli nie uda ci się zebrać wszystkiego na raz, najpierw ugotuj pierwszą porcję i dodaj trochę więcej jarmużu.

Gotuj przez 3 lub 4 godziny na średnim ogniu, aż warzywa korzeniowe staną się miękkie.

Zeskrobać z boków i podawać.

Pikantny Pieczony Szpinak I Cebula

SKŁADNIKI

1 ½ funta marchewki, obranej i pokrojonej na 1-calowe kawałki

½ cebuli, pokrojonej w cienkie plasterki

kubek wody

½ kostki bulionu warzywnego, pokruszona

1 łyżka. Oliwa z oliwek z pierwszego tłoczenia

½ łyżeczki kminku

½ łyżeczki nasion annato

½ łyżeczki pieprzu cayenne

½ łyżeczki soku z limonki

Czarny pieprz

½ funta świeżego szpinaku, grubo posiekanego

Wszystkie składniki, z wyjątkiem ostatniego, włóż do wolnowaru.

Udekoruj garściami szpinaku i napełnij nim wolnowar.

Jeśli nie uda Ci się zebrać wszystkiego na raz, najpierw ugotuj pierwszą porcję i dodaj trochę więcej szpinaku.

Gotuj przez 3 lub 4 godziny na średnim ogniu, aż warzywa korzeniowe staną się miękkie.

Zeskrobać z boków i podawać.

Pieczone słodkie ziemniaki i szpinak

SKŁADNIKI

1 ½ funta słodkich ziemniaków, obranych i pokrojonych na 1-calowe kawałki

½ cebuli, pokrojonej w cienkie plasterki

kubek wody

½ kostki bulionu warzywnego, pokruszona

2 łyżki stołowe. wegańskie masło lub margaryna

½ łyżeczki ziół prowansalskich

½ łyżeczki tymianku

½ łyżeczki ostrej papryki w proszku

Czarny pieprz

½ funta świeżego szpinaku, grubo posiekanego

Wszystkie składniki, z wyjątkiem ostatniego, włóż do wolnowaru.

Udekoruj garściami szpinaku i napełnij nim wolnowar.

Jeśli nie uda Ci się zebrać wszystkiego na raz, najpierw ugotuj pierwszą porcję i dodaj trochę więcej szpinaku.

Gotuj przez 3 lub 4 godziny na średnim ogniu, aż ziemniaki staną się miękkie.

Zeskrobać z boków i podawać.

Pieczona rzepa, cebula i szpinak

SKŁADNIKI

1 ½ funta rzepy, obranej i pokrojonej na 1-calowe kawałki

½ cebuli, pokrojonej w cienkie plasterki

kubek wody

½ kostki bulionu warzywnego, pokruszona

1 łyżka. Oliwa z oliwek z pierwszego tłoczenia

2 łyżki stołowe. mielony czosnek

½ łyżeczki soku z limonki

½ łyżeczki ostrej papryki w proszku

Czarny pieprz

½ funta świeżego szpinaku, grubo posiekanego

Wszystkie składniki, z wyjątkiem ostatniego, włóż do wolnowaru.

Udekoruj garściami szpinaku i napełnij nim wolnowar.

Jeśli nie uda Ci się zebrać wszystkiego na raz, najpierw ugotuj pierwszą porcję i dodaj trochę więcej szpinaku.

Gotuj przez 3 lub 4 godziny na średnim ogniu, aż rzepa stanie się miękka.

Zeskrobać z boków i podawać.

Pieczona rukiew wodna i marchewka z wegańskim masłem

SKŁADNIKI

1 ½ funta marchewki, obranej i pokrojonej na 1-calowe kawałki

½ cebuli, pokrojonej w cienkie plasterki

kubek wody

½ kostki bulionu warzywnego, pokruszona

1 łyżka. wegańskie masło/margaryna

1 łyżeczka czosnku, posiekanego

½ łyżeczki soku z cytryny

Czarny pieprz

½ funta świeżej rzeżuchy wodnej, grubo posiekanej

Wszystkie składniki, z wyjątkiem ostatniego, włóż do wolnowaru.

Udekoruj kilkoma garściami rzeżuchy i napełnij nią wolnowar.

Jeśli nie możesz zmieścić wszystkiego na raz, najpierw ugotuj pierwszą porcję i dodaj trochę więcej rzeżuchy.

Gotuj przez 3 lub 4 godziny na średnim ogniu, aż marchewka stanie się miękka.

Zeskrobać z boków i podawać.

Pieczone brokuły i szpinak

SKŁADNIKI

1 ½ funta różyczek brokułów

½ cebuli, pokrojonej w cienkie plasterki

kubek wody

½ kostki bulionu warzywnego, pokruszona

1 łyżka. Oliwa z oliwek z pierwszego tłoczenia

½ łyżeczki kminku

½ łyżeczki ostrej papryki w proszku

Czarny pieprz

½ funta świeżego szpinaku, grubo posiekanego

Wszystkie składniki, z wyjątkiem ostatniego, włóż do wolnowaru.

Udekoruj garściami szpinaku i napełnij nim wolnowar.

Jeśli nie uda Ci się zebrać wszystkiego na raz, najpierw ugotuj pierwszą porcję i dodaj trochę więcej szpinaku.

Gotuj przez 3 lub 4 godziny na średnim ogniu, aż brokuły staną się miękkie.

Zeskrobać z boków i podawać.

Wędzony pieczony kalafior i cebula

SKŁADNIKI

1 ½ funta kalafiora, obranego i pokrojonego na 1-calowe kawałki

½ czerwonej cebuli, pokrojonej w cienkie plasterki

kubek wody

½ kostki bulionu warzywnego, pokruszona

1 łyżka. Oliwa z oliwek z pierwszego tłoczenia

½ łyżeczki kminku

½ łyżeczki ostrej papryki w proszku

Czarny pieprz

½ funta świeżego szpinaku, grubo posiekanego

Wszystkie składniki, z wyjątkiem ostatniego, włóż do wolnowaru.

Udekoruj garściami szpinaku i napełnij nim wolnowar.

Jeśli nie uda Ci się zebrać wszystkiego na raz, najpierw ugotuj pierwszą porcję i dodaj trochę więcej szpinaku.

Gotuj przez 3 lub 4 godziny na średnim ogniu, aż ziemniaki staną się miękkie.

Zeskrobać z boków i podawać.

Pieczone włoskie buraki i jarmuż

SKŁADNIKI

1 ½ funta buraków, obranych i pokrojonych na 1-calowe kawałki

½ czerwonej cebuli, pokrojonej w cienkie plasterki

kubek wody

½ kostki bulionu warzywnego, pokruszona

1 łyżka. Oliwa z oliwek z pierwszego tłoczenia

½ łyżeczki przyprawy włoskiej

Czarny pieprz

½ funta świeżego jarmużu, grubo posiekanego

Wszystkie składniki, z wyjątkiem ostatniego, włóż do wolnowaru.

Na wierzch połóż garść jarmużu i napełnij nim wolnowar.

Jeśli nie uda ci się zebrać wszystkiego na raz, najpierw ugotuj pierwszą porcję i dodaj trochę więcej jarmużu.

Gotuj przez 3 lub 4 godziny na średnim ogniu, aż buraki staną się miękkie.

Zeskrobać z boków i podawać.

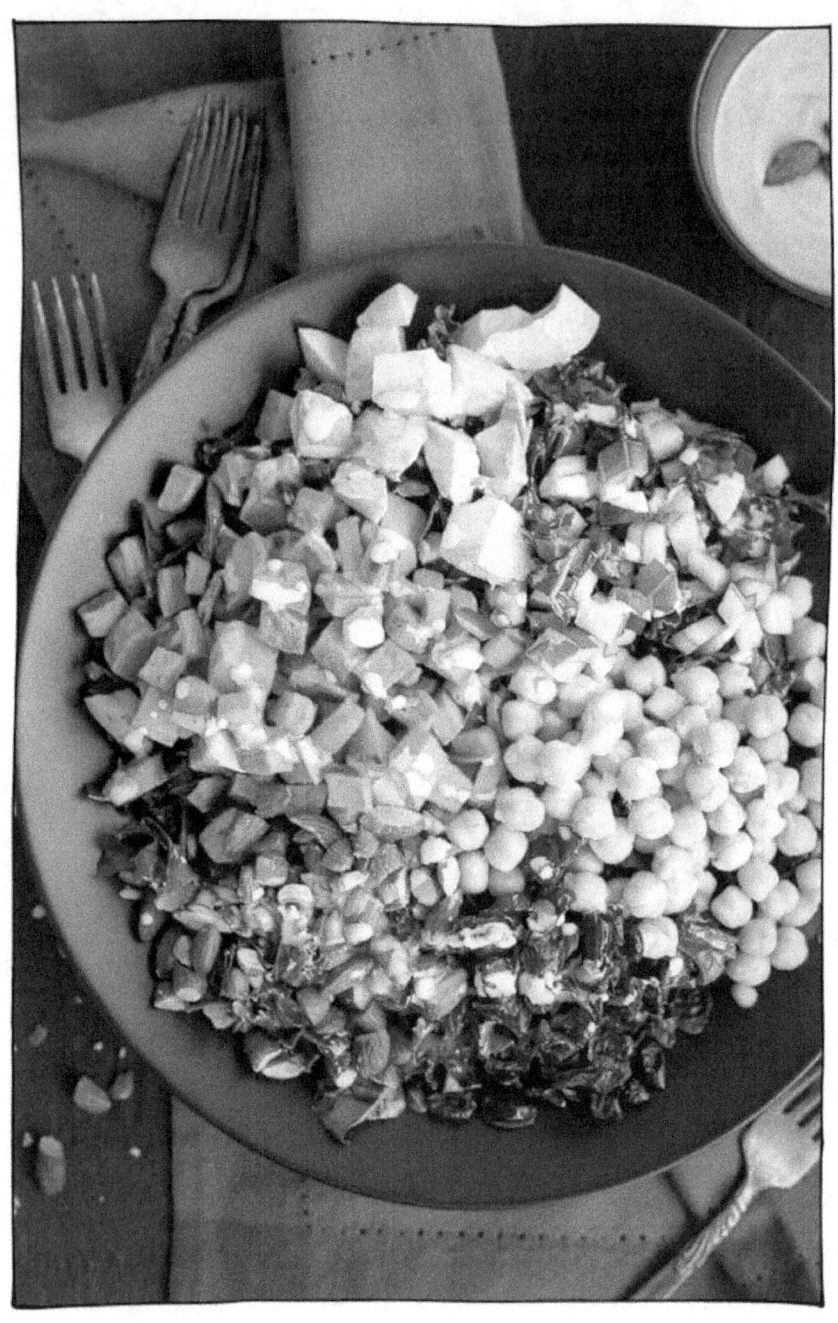

Pieczona rukiew wodna i ziemniaki

SKŁADNIKI

1 ½ funta ziemniaków, obranych i pokrojonych na 1-calowe kawałki

½ cebuli, pokrojonej w cienkie plasterki

kubek wody

½ kostki bulionu warzywnego, pokruszona

1 łyżka. Oliwa z oliwek

½ łyżeczki mielonego imbiru

2 gałązki trawy cytrynowej

½ łyżeczki zielonej cebuli, posiekanej

½ łyżeczki ostrej papryki w proszku

Czarny pieprz

½ funta rzeżuchy wodnej, grubo posiekanej

Wszystkie składniki, z wyjątkiem ostatniego, włóż do wolnowaru.

Udekoruj kilkoma garściami rzeżuchy i napełnij nią wolnowar.

Jeśli nie możesz zmieścić wszystkiego na raz, najpierw ugotuj pierwszą porcję i dodaj trochę więcej rzeżuchy.

Gotuj przez 3 lub 4 godziny na średnim ogniu, aż ziemniaki staną się miękkie.

Zeskrobać z boków i podawać.

Pieczony szpinak z oliwkami

SKŁADNIKI

1 ½ funta ziemniaków, obranych i pokrojonych na 1-calowe kawałki

½ zielonych oliwek, pokrojonych w cienkie plasterki

kubek wody

½ kostki bulionu warzywnego, pokruszona

1 łyżka. Oliwa z oliwek z pierwszego tłoczenia

½ łyżeczki kminku

½ łyżeczki ostrej papryki w proszku

Czarny pieprz

½ funta świeżego szpinaku, grubo posiekanego

Wszystkie składniki, z wyjątkiem ostatniego, włóż do wolnowaru.

Udekoruj garściami szpinaku i napełnij nim wolnowar.

Jeśli nie uda Ci się zebrać wszystkiego na raz, najpierw ugotuj pierwszą porcję i dodaj trochę więcej szpinaku.

Gotuj przez 3 lub 4 godziny na średnim ogniu, aż ziemniaki staną się miękkie.

Zeskrobać z boków i podawać.

Pieczony Szpinak Z Papryczkami Jalapeno

SKŁADNIKI

1 ½ funta różyczek brokułów

½ cebuli, pokrojonej w cienkie plasterki

kubek wody

½ kostki bulionu warzywnego, pokruszona

1 łyżka. Oliwa z oliwek z pierwszego tłoczenia

½ łyżeczki kminku

8 papryczek jalapeno, drobno posiekanych

1 papryczka ancho

½ łyżeczki ostrej papryki w proszku

Czarny pieprz

½ funta świeżego szpinaku, grubo posiekanego

Wszystkie składniki, z wyjątkiem ostatniego, włóż do wolnowaru.

Udekoruj garściami szpinaku i napełnij nim wolnowar.

Jeśli nie uda Ci się zebrać wszystkiego na raz, najpierw ugotuj pierwszą porcję i dodaj trochę więcej szpinaku.

Gotuj przez 3 lub 4 godziny na średnim ogniu, aż brokuły staną się miękkie.

Zeskrobać z boków i podawać.

Curry Pieczony Szpinak

SKŁADNIKI

1 ½ funta ziemniaków, obranych i pokrojonych na 1-calowe kawałki

½ cebuli, pokrojonej w cienkie plasterki

kubek wody

½ kostki bulionu warzywnego, pokruszona

1 łyżka. Oliwa z oliwek z pierwszego tłoczenia

½ łyżeczki kminku

½ łyżeczki mielonej kolendry

½ łyżeczki garam masali

½ łyżeczki ostrej papryki w proszku

Czarny pieprz

½ funta świeżego szpinaku, grubo posiekanego

Wszystkie składniki, z wyjątkiem ostatniego, włóż do wolnowaru.

Udekoruj garściami szpinaku i napełnij nim wolnowar.

Jeśli nie uda Ci się zebrać wszystkiego na raz, najpierw ugotuj pierwszą porcję i dodaj trochę więcej szpinaku.

Gotuj przez 3 lub 4 godziny na średnim ogniu, aż ziemniaki staną się miękkie.

Zeskrobać z boków i podawać.

Pikantne tajskie kiełki fasoli pieczonej

SKŁADNIKI

1 ½ funta różyczek kalafiora, blanszowanych (namoczonych we wrzącej wodzie, a następnie namoczonych w wodzie z lodem)

½ szklanki kiełków fasoli, opłukanych

½ szklanki wody

½ kostki bulionu warzywnego, pokruszona

1 łyżka. olej sezamowy

½ łyżeczki tajskiej pasty chili

½ łyżeczki ostrego sosu Sriracha

½ łyżeczki ostrej papryki w proszku

2 tajskie chilli „ptasie oko", pokrojone w cienkie plasterki

Czarny pieprz

½ funta świeżego szpinaku, grubo posiekanego

Wszystkie składniki, z wyjątkiem ostatniego, włóż do wolnowaru.

Udekoruj garściami szpinaku i napełnij nim wolnowar.

Jeśli nie uda Ci się zebrać wszystkiego na raz, najpierw ugotuj pierwszą porcję i dodaj trochę więcej szpinaku.

Gotuj przez 3 lub 4 godziny na średnim ogniu, aż ziemniaki staną się miękkie.

Zeskrobać z boków i podawać.

Pikantny szpinak syczuański i rzepa

SKŁADNIKI

1 ½ funta rzepy, obranej i pokrojonej na 1-calowe kawałki

½ cebuli, pokrojonej w cienkie plasterki

kubek wody

½ kostki bulionu warzywnego, pokruszona

1 łyżka. olej sezamowy

½ łyżeczki pasty chili czosnkowej

½ łyżeczki pieprzu syczuańskiego

1 gwiazdka anyżu

2 tajskie chilli „ptasie oko", pokrojone w cienkie plasterki

Czarny pieprz

½ funta świeżego szpinaku, grubo posiekanego

Wszystkie składniki, z wyjątkiem ostatniego, włóż do wolnowaru.

Udekoruj garściami szpinaku i napełnij nim wolnowar.

Jeśli nie uda Ci się zebrać wszystkiego na raz, najpierw ugotuj pierwszą porcję i dodaj trochę więcej szpinaku.

Gotuj przez 3 lub 4 godziny na średnim ogniu, aż rzepa stanie się miękka.

Zeskrobać z boków i podawać.

Marchew i cebula z tajską rzeżuchą

SKŁADNIKI

1 ½ funta marchewki, obranej i pokrojonej na 1-calowe kawałki

½ cebuli, pokrojonej w cienkie plasterki

kubek wody

½ kostki bulionu warzywnego, pokruszona

1 łyżka. Oliwa z oliwek z pierwszego tłoczenia

1 łyżka. olej sezamowy

½ łyżeczki tajskiej pasty chili

½ łyżeczki ostrego sosu Sriracha

½ łyżeczki ostrej papryki w proszku

2 tajskie chilli „ptasie oko", pokrojone w cienkie plasterki

Czarny pieprz

½ funta rzeżuchy wodnej, grubo posiekanej

Wszystkie składniki, z wyjątkiem ostatniego, włóż do wolnowaru.

Udekoruj kilkoma garściami rzeżuchy i napełnij nią wolnowar.

Jeśli nie możesz zmieścić wszystkiego na raz, najpierw ugotuj pierwszą porcję i dodaj trochę więcej rzeżuchy.

Gotuj przez 3 lub 4 godziny na średnim ogniu, aż marchewka stanie się miękka.

Zeskrobać z boków i podawać.

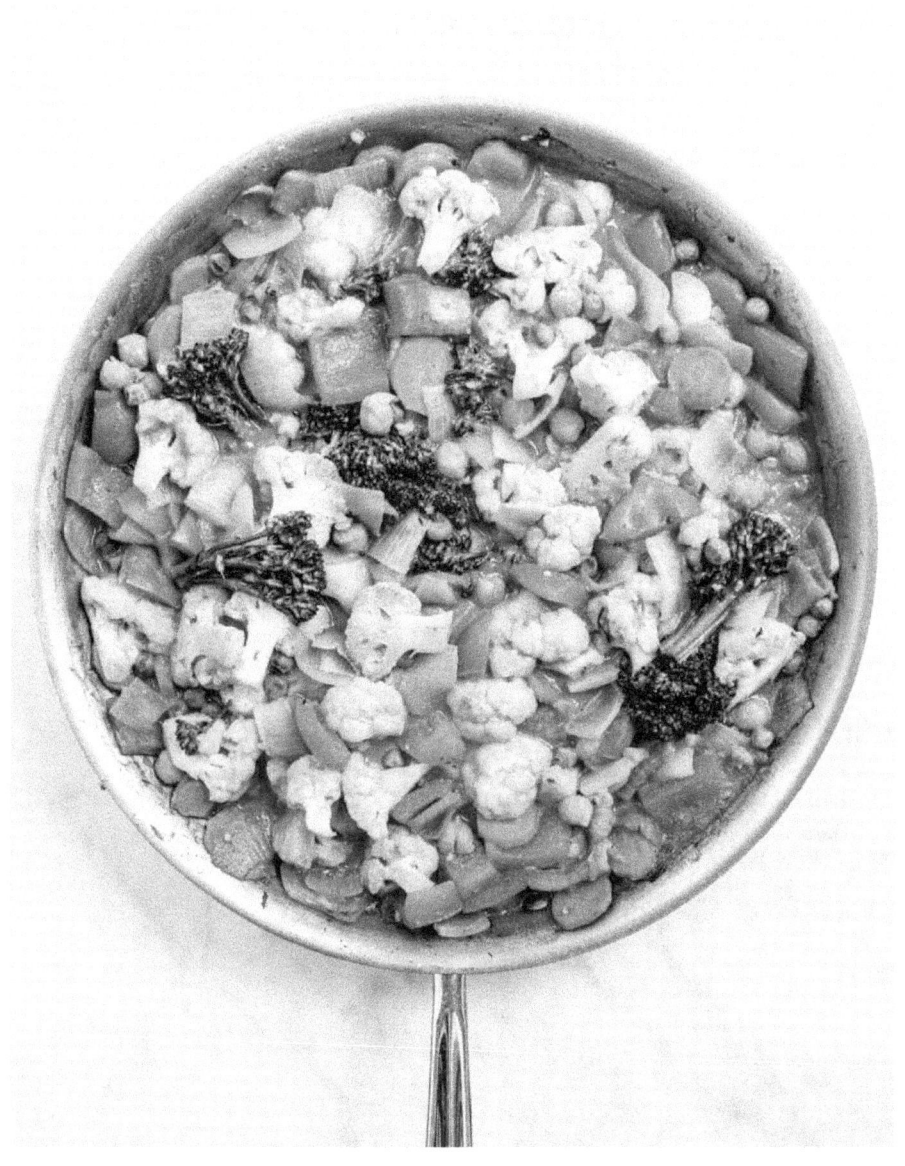

pieczony ignam i słodkie ziemniaki

SKŁADNIKI

½ funta fioletowego ignamu, obranego i pokrojonego na 1-calowe kawałki

1 funt słodkich ziemniaków, obranych i pokrojonych na 1-calowe kawałki

½ cebuli, pokrojonej w cienkie plasterki

kubek wody

½ kostki bulionu warzywnego, pokruszona

1 łyżka. Oliwa z oliwek z pierwszego tłoczenia

Czarny pieprz

½ funta świeżego szpinaku, grubo posiekanego

Wszystkie składniki, z wyjątkiem ostatniego, włóż do wolnowaru.

Udekoruj garściami szpinaku i napełnij nim wolnowar.

Jeśli nie uda Ci się zebrać wszystkiego na raz, najpierw ugotuj pierwszą porcję i dodaj trochę więcej szpinaku.

Gotuj przez 3 lub 4 godziny na średnim ogniu, aż ziemniaki staną się miękkie.

Zeskrobać z boków i podawać.

Biały ignam i pieczone ziemniaki

SKŁADNIKI

½ funta ziemniaków, obranych i pokrojonych na 1-calowe kawałki

½ funta białego ignamu, obranego i pokrojonego na 1-calowe kawałki

½ funta marchewki, obranej i pokrojonej na 1-calowe kawałki

½ czerwonej cebuli, pokrojonej w cienkie plasterki

kubek wody

½ kostki bulionu warzywnego, pokruszona

1 łyżka. Oliwa z oliwek z pierwszego tłoczenia

½ łyżeczki kminku

½ łyżeczki mielonej kolendry

½ łyżeczki garam masali

½ łyżeczki pieprzu cayenne

Czarny pieprz

½ funta świeżego szpinaku, grubo posiekanego

Wszystkie składniki, z wyjątkiem ostatniego, włóż do wolnowaru.

Udekoruj garściami szpinaku i napełnij nim wolnowar.

Jeśli nie uda Ci się zebrać wszystkiego na raz, najpierw ugotuj pierwszą porcję i dodaj trochę więcej szpinaku.

Gotuj przez 3 lub 4 godziny na średnim ogniu, aż ziemniaki staną się miękkie.

Zeskrobać z boków i podawać.

Węgierski pasternak i rzepa

SKŁADNIKI

½ funta rzepy, obranej i pokrojonej na 1-calowe kawałki

½ funta marchewki, obranej i pokrojonej na 1-calowe kawałki

½ funta pasternaku, obranego i pokrojonego na 1-calowe kawałki

½ czerwonej cebuli, pokrojonej w cienkie plasterki

kubek wody

½ kostki bulionu warzywnego, pokruszona

1 łyżka. Oliwa z oliwek z pierwszego tłoczenia

½ łyżeczki papryki w proszku

½ łyżeczki chili w proszku

Czarny pieprz

½ funta świeżego szpinaku, grubo posiekanego

Wszystkie składniki, z wyjątkiem ostatniego, włóż do wolnowaru.

Udekoruj garściami szpinaku i napełnij nim wolnowar.

Jeśli nie uda Ci się zebrać wszystkiego na raz, najpierw ugotuj pierwszą porcję i dodaj trochę więcej szpinaku.

Gotuj przez 3 lub 4 godziny na średnim ogniu, aż rzepa stanie się miękka.

Zeskrobać z boków i podawać.

Prosty pieczony szpinak

SKŁADNIKI

1 ½ funta brokułów, obranych i pokrojonych na 1-calowe kawałki

½ czerwonej cebuli, pokrojonej w cienkie plasterki

szklanka bulionu warzywnego

1 łyżka. Oliwa z oliwek z pierwszego tłoczenia

½ łyżeczki przyprawy włoskiej

½ łyżeczki ostrej papryki w proszku

Czarny pieprz

½ funta świeżego szpinaku, grubo posiekanego

Wszystkie składniki, z wyjątkiem ostatniego, włóż do wolnowaru.

Udekoruj garściami szpinaku i napełnij nim wolnowar.

Jeśli nie uda Ci się zebrać wszystkiego na raz, najpierw ugotuj pierwszą porcję i dodaj trochę więcej szpinaku.

Gotuj przez 3 lub 4 godziny na średnim ogniu, aż brokuły staną się miękkie.

Zeskrobać z boków i podawać.

Pieczony szpinak i marchewka z Azji Południowo-Wschodniej

SKŁADNIKI

½ funta rzepy, obranej i pokrojonej na 1-calowe kawałki

½ funta marchewki, obranej i pokrojonej na 1-calowe kawałki

½ funta pasternaku, obranego i pokrojonego na 1-calowe kawałki

½ czerwonej cebuli, pokrojonej w cienkie plasterki

½ szklanki bulionu warzywnego

1 łyżka. Oliwa z oliwek z pierwszego tłoczenia

½ łyżeczki mielonego imbiru

2 łodygi trawy cytrynowej

8 ząbków czosnku, posiekanych

Czarny pieprz

½ funta świeżego szpinaku, grubo posiekanego

Wszystkie składniki, z wyjątkiem ostatniego, włóż do wolnowaru.

Udekoruj garściami szpinaku i napełnij nim wolnowar.

Jeśli nie uda Ci się zebrać wszystkiego na raz, najpierw ugotuj pierwszą porcję i dodaj trochę więcej szpinaku.

Gotuj przez 3 lub 4 godziny na średnim ogniu, aż rzepa stanie się miękka.

Zeskrobać z boków i podawać.

Pieczony jarmuż i brukselka

SKŁADNIKI

1 ½ funta brukselki, obranej i pokrojonej na 1-calowe kawałki

½ czerwonej cebuli, pokrojonej w cienkie plasterki

kubek wody

½ kostki bulionu warzywnego, pokruszona

1 łyżka. Oliwa z oliwek z pierwszego tłoczenia

½ łyżeczki ostrej papryki w proszku

Czarny pieprz

½ funta jarmużu, grubo posiekanego

Wszystkie składniki, z wyjątkiem ostatniego, włóż do wolnowaru.

Na wierzch połóż garść jarmużu i napełnij nim wolnowar.

Jeśli nie uda ci się zebrać wszystkiego na raz, najpierw ugotuj pierwszą porcję i dodaj trochę więcej jarmużu.

Gotuj przez 3 godziny na średnim ogniu, aż brukselka stanie się miękka.

Zeskrobać z boków i podawać.

Szpinak i Ziemniaki Curry

SKŁADNIKI

1 ½ funta ziemniaków, obranych i pokrojonych na 1-calowe kawałki

½ cebuli, pokrojonej w cienkie plasterki

kubek wody

½ kostki bulionu warzywnego, pokruszona

1 łyżka. Oliwa z oliwek z pierwszego tłoczenia

½ łyżeczki kminku

½ łyżeczki mielonej kolendry

½ łyżeczki garam masali

½ łyżeczki ostrej papryki w proszku

Czarny pieprz

½ funta świeżego szpinaku, grubo posiekanego

Wszystkie składniki, z wyjątkiem ostatniego, włóż do wolnowaru.

Udekoruj garściami szpinaku i napełnij nim wolnowar.

Jeśli nie uda Ci się zebrać wszystkiego na raz, najpierw ugotuj pierwszą porcję i dodaj trochę więcej szpinaku.

Gotuj przez 3 lub 4 godziny na średnim ogniu, aż ziemniaki staną się miękkie.

Zeskrobać z boków i podawać.

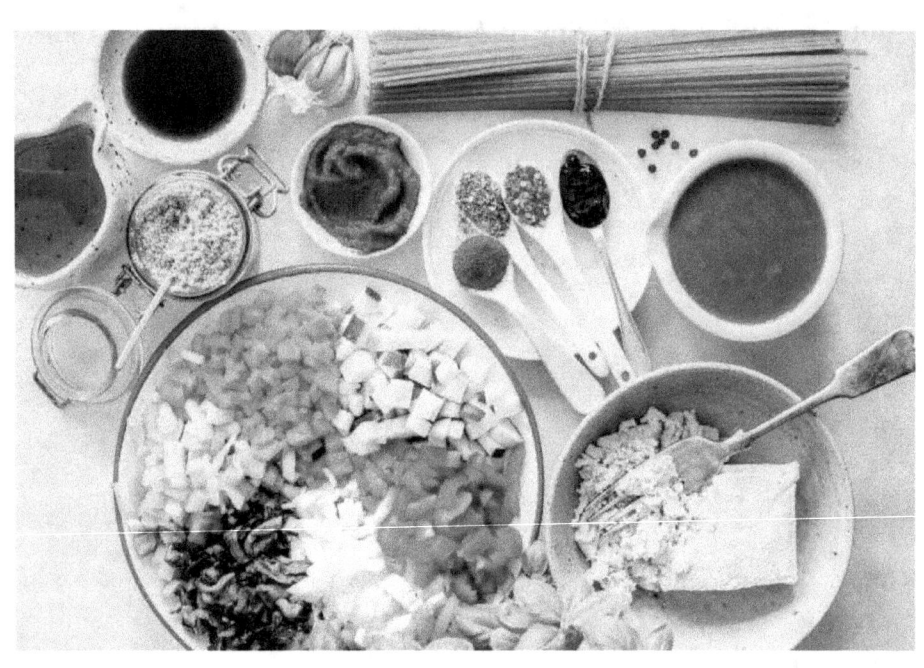

Curry ze słodkich ziemniaków i jarmużu

SKŁADNIKI

1 ½ funta słodkich ziemniaków, obranych i pokrojonych na 1-calowe kawałki

½ cebuli, pokrojonej w cienkie plasterki

kubek wody

½ kostki bulionu warzywnego, pokruszona

1 łyżka. Oliwa z oliwek z pierwszego tłoczenia

½ łyżeczki kminku

½ łyżeczki mielonej kolendry

½ łyżeczki garam masali

½ łyżeczki ostrej papryki w proszku

Czarny pieprz

½ funta jarmużu, grubo posiekanego

Wszystkie składniki, z wyjątkiem ostatniego, włóż do wolnowaru.

Na wierzch połóż garść jarmużu i napełnij nim wolnowar.

Jeśli nie uda ci się zebrać wszystkiego na raz, najpierw ugotuj pierwszą porcję i dodaj trochę więcej jarmużu.

Gotuj przez 3 lub 4 godziny na średnim ogniu, aż słodkie ziemniaki staną się miękkie.

Zeskrobać z boków i podawać.

Rukiew wodna Jalapeno i pasternak

SKŁADNIKI

1 ½ funta pasternaku, obranego i pokrojonego na 1-calowe kawałki

½ czerwonej cebuli, pokrojonej w cienkie plasterki

kubek wody

½ kostki bulionu warzywnego, pokruszona

1 łyżka. Oliwa z oliwek z pierwszego tłoczenia

½ łyżeczki kminku

½ łyżeczki posiekanej papryczki jalapeno

1 papryczka ancho, posiekana

Czarny pieprz

½ funta rzeżuchy wodnej, grubo posiekanej

Wszystkie składniki, z wyjątkiem ostatniego, włóż do wolnowaru.

Udekoruj garściami szpinaku i napełnij nim wolnowar.

Jeśli nie uda Ci się zebrać wszystkiego na raz, najpierw ugotuj pierwszą porcję i dodaj trochę więcej szpinaku.

Gotuj przez 3 lub 4 godziny na średnim ogniu, aż pasternak stanie się miękki.

Zeskrobać z boków i podawać.

Rukiew wodna i brokuły w sosie chili czosnkowym

SKŁADNIKI

1 ½ funta marchewki, obranej i pokrojonej na 1-calowe kawałki

½ funta brokułów, obranych i pokrojonych na 1-calowe kawałki

½ cebuli, pokrojonej w cienkie plasterki

kubek wody

½ kostki bulionu warzywnego, pokruszona

1 łyżka. olej sezamowy

½ łyżeczki sosu chili czosnkowego

½ łyżeczki sok limonkowy

½ łyżeczki pokrojona w plasterki zielona cebula

Czarny pieprz

½ funta rzeżuchy wodnej, grubo posiekanej

Wszystkie składniki, z wyjątkiem ostatniego, włóż do wolnowaru.

Udekoruj kilkoma garściami rzeżuchy i napełnij nią wolnowar.

Jeśli nie możesz zmieścić wszystkiego na raz, najpierw ugotuj pierwszą porcję i dodaj trochę więcej rzeżuchy.

Gotuj przez 3 lub 4 godziny na średnim ogniu, aż marchewka stanie się miękka.

Zeskrobać z boków i podawać.

Pikantny Bok Choy i Brokuły

SKŁADNIKI

1 funt brokułów, obranych i pokrojonych na 1-calowe kawałki

½ funta pieczarek pokrojonych w plasterki

½ cebuli, pokrojonej w cienkie plasterki

kubek wody

½ kostki bulionu warzywnego, pokruszona

1 łyżka. olej sezamowy

½ łyżeczki chińskiego proszku pięciu przypraw

½ łyżeczki pieprzu syczuańskiego

½ łyżeczki ostrej papryki w proszku

Czarny pieprz

½ funta bok choy, grubo posiekanego

Wszystkie składniki, z wyjątkiem ostatniego, włóż do wolnowaru.

Na wierzch połóż garść kapusty bok choy i napełnij nią wolnowar.

Jeśli nie uda ci się zebrać wszystkiego na raz, najpierw ugotuj pierwszą porcję i dodaj trochę więcej bok choy.

Gotuj przez 3 lub 4 godziny na średnim ogniu, aż brokuły staną się miękkie.

Zeskrobać z boków i podawać.

Szpinak i grzyby shiitake

SKŁADNIKI

1 ½ funta kalafiora, obranego i pokrojonego na 1-calowe kawałki

½ funta grzybów shiitake, pokrojonych w plasterki

½ czerwonej cebuli, pokrojonej w cienkie plasterki

szklanka bulionu warzywnego

2 łyżki stołowe. olej z nasion sezamu

½ łyżeczki octu

½ łyżeczki czosnku, posiekanego

Czarny pieprz

½ funta świeżego szpinaku, grubo posiekanego

Wszystkie składniki, z wyjątkiem ostatniego, włóż do wolnowaru.

Udekoruj garściami szpinaku i napełnij nim wolnowar.

Jeśli nie uda Ci się zebrać wszystkiego na raz, najpierw ugotuj pierwszą porcję i dodaj trochę więcej szpinaku.

Gotuj przez 3 lub 4 godziny na średnim ogniu, aż kalafior stanie się miękki.

Zeskrobać z boków i podawać.

Szpinak i ziemniaki z pesto

SKŁADNIKI

1 ½ funta ziemniaków, obranych i pokrojonych na 1-calowe kawałki

½ cebuli, pokrojonej w cienkie plasterki

szklanka bulionu warzywnego

1 łyżka. Oliwa z oliwek z pierwszego tłoczenia

2 łyżki stołowe. Sos Pesto

Czarny pieprz

½ funta świeżego szpinaku, grubo posiekanego

Wszystkie składniki, z wyjątkiem ostatniego, włóż do wolnowaru.

Udekoruj garściami szpinaku i napełnij nim wolnowar.

Jeśli nie uda Ci się zebrać wszystkiego na raz, najpierw ugotuj pierwszą porcję i dodaj trochę więcej szpinaku.

Gotuj przez 3 lub 4 godziny na średnim ogniu, aż ziemniaki staną się miękkie.

Zeskrobać z boków i podawać.

Curry z batatów i zielonej kapusty

SKŁADNIKI

1 ½ funta słodkich ziemniaków, obranych i pokrojonych na 1-calowe kawałki

½ cebuli, pokrojonej w cienkie plasterki

szklanka bulionu warzywnego

1 łyżka. Oliwa z oliwek z pierwszego tłoczenia

2 łyżki stołowe. czerwone curry w proszku

Czarny pieprz

½ funta świeżej zielonej kapusty, grubo posiekanej

Wszystkie składniki, z wyjątkiem ostatniego, włóż do wolnowaru.

Udekoruj garściami zielonej kapusty i napełnij nią wolnowar.

Jeśli nie uda ci się zebrać wszystkiego na raz, najpierw ugotuj pierwszą porcję i dodaj trochę więcej kapusty.

Gotuj przez 3 lub 4 godziny na średnim ogniu, aż słodkie ziemniaki staną się miękkie.

Zeskrobać z boków i podawać.

Rzepa i rzepa z sosem pesto

SKŁADNIKI

1 ½ funta rzepy, obranej i pokrojonej na 1-calowe kawałki

½ cebuli, pokrojonej w cienkie plasterki

szklanka bulionu warzywnego

1 łyżka. Oliwa z oliwek z pierwszego tłoczenia

2 łyżki stołowe. Sos Pesto

Czarny pieprz

½ funta świeżej zielonej rzepy, grubo posiekanej

Wszystkie składniki, z wyjątkiem ostatniego, włóż do wolnowaru.

Udekoruj kilkoma garściami zielonej rzepy i napełnij nimi wolnowar.

Jeśli nie uda ci się zebrać wszystkiego na raz, najpierw ugotuj pierwszą porcję i dodaj jeszcze kilka zielonych warzyw.

Gotuj przez 3 lub 4 godziny na średnim ogniu, aż rzepa stanie się miękka.

Zeskrobać z boków i podawać.

Boćwina i marchewka z pesto

SKŁADNIKI

1 ½ funta marchewki, obranej i pokrojonej na 1-calowe kawałki

½ czerwonej cebuli, pokrojonej w cienkie plasterki

szklanka bulionu warzywnego

2 łyżki stołowe. Oliwa z oliwek z pierwszego tłoczenia

3 łyżki Sos Pesto

Czarny pieprz

½ funta świeżego boćwiny, grubo posiekanego

Wszystkie składniki, z wyjątkiem ostatniego, włóż do wolnowaru.

Udekoruj garściami boćwiny i napełnij nią wolnowar.

Jeśli nie uda ci się połączyć wszystkiego na raz, najpierw ugotuj pierwszą porcję i dodaj trochę więcej boćwiny.

Gotuj przez 3 lub 4 godziny na średnim ogniu, aż marchewka stanie się miękka.

Zeskrobać z boków i podawać.

Bok Choy i marchewka w sosie chili czosnkowym

SKŁADNIKI

1 ½ funta marchewki, obranej i pokrojonej na 1-calowe kawałki

½ cebuli, pokrojonej w cienkie plasterki

szklanka bulionu warzywnego

1 łyżka. olej sezamowy

4 ząbki czosnku, posiekane

2 łyżki stołowe. sos chili czosnkowy

Czarny pieprz

½ funta świeżego Bok Choy, grubo posiekanego

Wszystkie składniki, z wyjątkiem ostatniego, włóż do wolnowaru.

Udekoruj garściami Bok Choy i napełnij nim wolnowar.

Jeżeli nie uda Ci się zebrać wszystkiego na raz, najpierw ugotuj pierwszą porcję i dodaj trochę więcej Bok Choy.

Gotuj przez 3 lub 4 godziny na średnim ogniu, aż marchewka stanie się miękka.

Zeskrobać z boków i podawać.

Wolno gotowana rzepa i pasternak

SKŁADNIKI

1 ½ funta pasternaku, obranego i pokrojonego na 1-calowe kawałki

½ cebuli, pokrojonej w cienkie plasterki

szklanka bulionu warzywnego

1 łyżka. Oliwa z oliwek z pierwszego tłoczenia

Czarny pieprz

½ funta świeżej zielonej rzepy, grubo posiekanej

Wszystkie składniki, z wyjątkiem ostatniego, włóż do wolnowaru.

Udekoruj garściami szpinaku i napełnij nim wolnowar.

Jeśli nie uda Ci się zebrać wszystkiego na raz, najpierw ugotuj pierwszą porcję i dodaj trochę więcej szpinaku.

Gotuj przez 3 lub 4 godziny na średnim ogniu, aż ziemniaki staną się miękkie.

Zeskrobać z boków i podawać.

Wolno Gotowany Jarmuż i Brokuły

SKŁADNIKI

1 ½ funta różyczek brokułów

½ cebuli, pokrojonej w cienkie plasterki

szklanka bulionu warzywnego

1 łyżka. Oliwa z oliwek z pierwszego tłoczenia

2 łyżki stołowe. Sos Pesto

Czarny pieprz

½ funta świeżego jarmużu, grubo posiekanego

Wszystkie składniki, z wyjątkiem ostatniego, włóż do wolnowaru.

Na wierzch połóż garść jarmużu i napełnij nim wolnowar.

Jeśli nie uda ci się zebrać wszystkiego na raz, najpierw ugotuj pierwszą porcję i dodaj trochę więcej jarmużu.

Gotuj przez 3 lub 4 godziny na średnim ogniu, aż różyczki brokułów staną się miękkie.

Zeskrobać z boków i podawać.

Endywie i marchewka duszone z pesto

SKŁADNIKI

1 ½ funta marchewki, obranej i pokrojonej na 1-calowe kawałki

½ cebuli, pokrojonej w cienkie plasterki

szklanka bulionu warzywnego

1 łyżka. Oliwa z oliwek z pierwszego tłoczenia

2 łyżki stołowe. Sos Pesto

Czarny pieprz

½ funta świeżej cykorii, grubo posiekanej

Wszystkie składniki, z wyjątkiem ostatniego, włóż do wolnowaru.

Udekoruj kilkoma garściami cykorii i napełnij nimi wolnowar.

Jeśli nie uda ci się zebrać wszystkiego na raz, najpierw ugotuj pierwszą porcję i dodaj trochę więcej endywii.

Gotuj przez 3 lub 4 godziny na średnim ogniu, aż marchewka stanie się miękka.

Zeskrobać z boków i podawać.

Sałata rzymska i gotowana brukselka

SKŁADNIKI

1 ½ funta brukselki

½ cebuli, pokrojonej w cienkie plasterki

szklanka bulionu warzywnego

1 łyżka. Oliwa z oliwek z pierwszego tłoczenia

Czarny pieprz

½ funta świeżej sałaty rzymskiej, grubo posiekanej

Wszystkie składniki, z wyjątkiem ostatniego, włóż do wolnowaru.

Udekoruj kilkoma garściami sałaty i napełnij nią wolnowar.

Jeśli nie uda Ci się zebrać wszystkiego na raz, najpierw ugotuj pierwszą porcję i dodaj jeszcze trochę sałaty rzymskiej.

Gotuj przez 3 godziny na średnim ogniu, aż brukselka stanie się miękka.

Zeskrobać z boków i podawać.

Endywia i gotowane ziemniaki

SKŁADNIKI

1 ½ funta ziemniaków, obranych i pokrojonych na 1-calowe kawałki

½ cebuli, pokrojonej w cienkie plasterki

szklanka bulionu warzywnego

1 łyżka. Oliwa z oliwek z pierwszego tłoczenia

1 C. Przyprawa włoska

Czarny pieprz

½ funta świeżej cykorii, grubo posiekanej

Wszystkie składniki, z wyjątkiem ostatniego, włóż do wolnowaru.

Udekoruj garściami szpinaku i napełnij nim wolnowar.

Jeśli nie uda Ci się zebrać wszystkiego na raz, najpierw ugotuj pierwszą porcję i dodaj trochę więcej szpinaku.

Gotuj przez 3 lub 4 godziny na średnim ogniu, aż ziemniaki staną się miękkie.

Zeskrobać z boków i podawać.

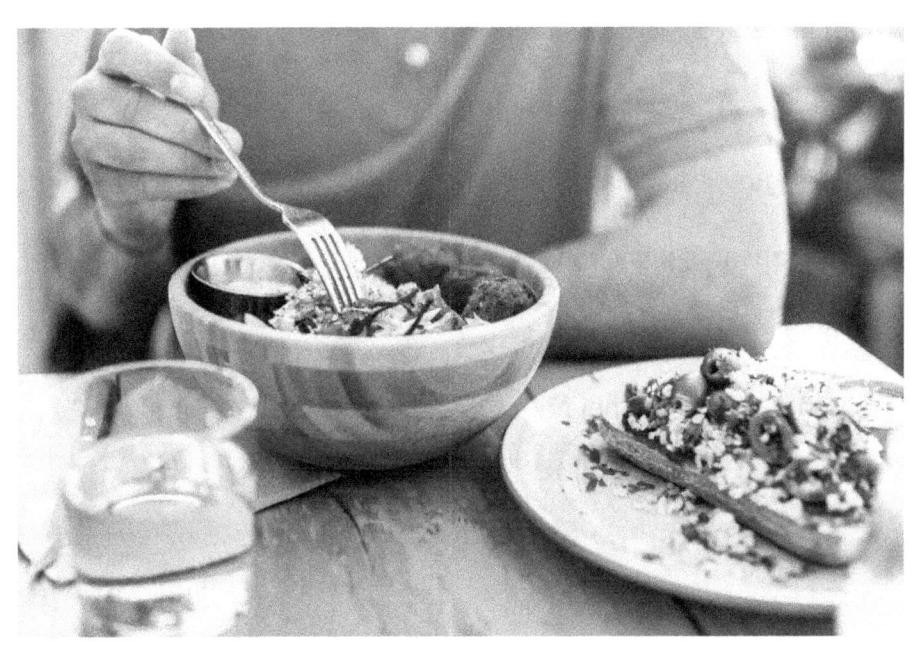

Wolno gotowana rzepa i rzepa w maśle wegańskim

SKŁADNIKI

1 ½ funta rzepy, obranej i pokrojonej na 1-calowe kawałki

½ cebuli, pokrojonej w cienkie plasterki

szklanka bulionu warzywnego

4 łyżki wegańskie masło lub margaryna

2 łyżki stołowe. sok limonkowy

3 ząbki czosnku, posiekane

Czarny pieprz

½ funta świeżej zielonej rzepy, grubo posiekanej

Wszystkie składniki, z wyjątkiem ostatniego, włóż do wolnowaru.

Udekoruj kilkoma garściami zielonej rzepy i napełnij nimi wolnowar.

Jeśli nie uda ci się zebrać wszystkiego na raz, najpierw ugotuj pierwszą porcję i dodaj jeszcze kilka zielonych warzyw.

Gotuj przez 3 lub 4 godziny na średnim ogniu, aż rzepa stanie się miękka.

Zeskrobać z boków i podawać.

Jarmuż i pasternak wolno gotowane na maśle wegańskim

SKŁADNIKI

1 ½ funta pasternaku, obranego i pokrojonego na 1-calowe kawałki

½ cebuli, pokrojonej w cienkie plasterki

szklanka bulionu warzywnego

4 łyżki roztopione masło wegańskie

2 łyżki stołowe. sok cytrynowy

Czarny pieprz

½ funta świeżego jarmużu, grubo posiekanego

Wszystkie składniki, z wyjątkiem ostatniego, włóż do wolnowaru.

Na wierzch połóż garść jarmużu i napełnij nim wolnowar.

Jeśli nie uda ci się zebrać wszystkiego na raz, najpierw ugotuj pierwszą porcję i dodaj trochę więcej jarmużu.

Gotuj przez 3 lub 4 godziny na średnim ogniu, aż pasternak stanie się miękki.

Zeskrobać z boków i podawać.

Szpinak i marchewka gotowane na wolnym ogniu po chińsku

SKŁADNIKI

1 ½ funta marchewki, obranej i pokrojonej na 1-calowe kawałki

½ cebuli, pokrojonej w cienkie plasterki

szklanka bulionu warzywnego

1 łyżka. olej sezamowy

2 łyżki stołowe. sos hoisin

Czarny pieprz

½ funta świeżego szpinaku, grubo posiekanego

Wszystkie składniki, z wyjątkiem ostatniego, włóż do wolnowaru.

Udekoruj garściami szpinaku i napełnij nim wolnowar.

Jeśli nie uda Ci się zebrać wszystkiego na raz, najpierw ugotuj pierwszą porcję i dodaj trochę więcej szpinaku.

Gotuj przez 3 lub 4 godziny na średnim ogniu, aż marchewka stanie się miękka.

Zeskrobać z boków i podawać.

Bok Choy i duszona marchewka

SKŁADNIKI

1 ½ funta marchewki, obranej i pokrojonej na 1-calowe kawałki

½ cebuli, pokrojonej w cienkie plasterki

szklanka bulionu warzywnego

1 łyżka. olej sezamowy

1 łyżka. olej rzepakowy

2 łyżki stołowe. sos hoisin

Czarny pieprz

½ funta świeżego Bok Choy, grubo posiekanego

Wszystkie składniki, z wyjątkiem ostatniego, włóż do wolnowaru.

Na wierzch połóż garść kapusty bok choy i napełnij nią wolnowar.

Jeśli nie uda ci się zebrać wszystkiego na raz, najpierw ugotuj pierwszą porcję i dodaj trochę więcej bok choy.

Gotuj przez 3 lub 4 godziny na średnim ogniu, aż marchewka stanie się miękka.

Zeskrobać z boków i podawać.

Wolno gotowane mikro warzywa i ziemniaki

SKŁADNIKI

1 ½ funta ziemniaków, obranych i pokrojonych na 1-calowe kawałki

½ cebuli, pokrojonej w cienkie plasterki

szklanka bulionu warzywnego

2 łyżki stołowe. Oliwa z oliwek z pierwszego tłoczenia

1 C. nasiona annato

1 C. kminek

1 C. sok limonkowy

Czarny pieprz

½ funta świeżych zielonych warzyw, grubo posiekanych

Wszystkie składniki, z wyjątkiem ostatniego, włóż do wolnowaru.

Udekoruj garściami mikrogreenów i napełnij nimi wolnowar.

Jeśli nie uda ci się zebrać wszystkiego na raz, najpierw ugotuj pierwszą porcję i dodaj jeszcze kilka mikrogreenów.

Gotuj przez 3 lub 4 godziny na średnim ogniu, aż ziemniaki staną się miękkie.

Zeskrobać z boków i podawać.

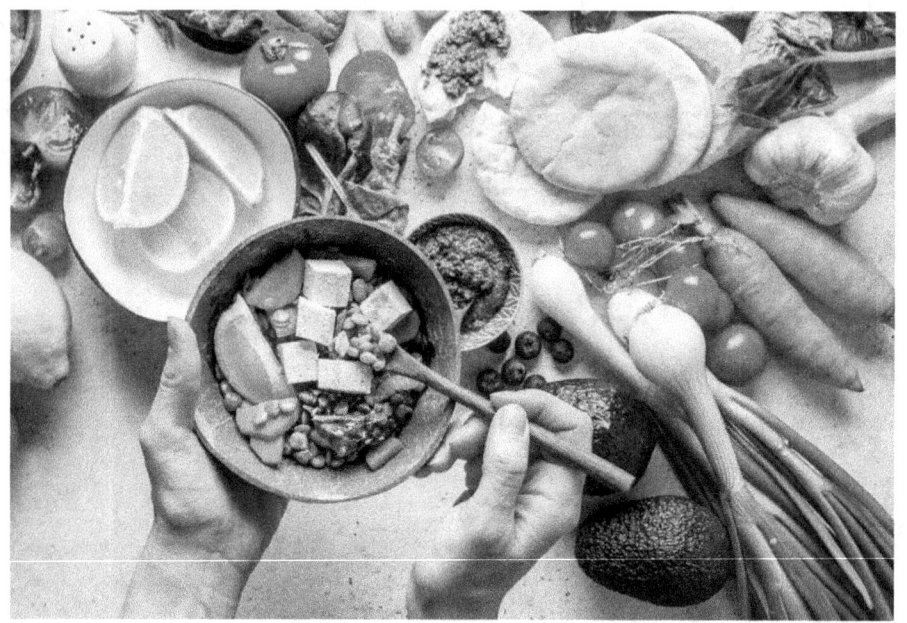

Wolno Gotowana Collard Greens i Ziemniaki

SKŁADNIKI

1 ½ funta słodkich ziemniaków, obranych i pokrojonych na 1-calowe kawałki

½ cebuli, pokrojonej w cienkie plasterki

szklanka bulionu warzywnego

1 łyżka. Oliwa z oliwek z pierwszego tłoczenia

2 łyżki stołowe. Sos Pesto

Czarny pieprz

½ funta świeżej zielonej kapusty, grubo posiekanej

Wszystkie składniki, z wyjątkiem ostatniego, włóż do wolnowaru.

Udekoruj garściami zielonej kapusty i napełnij nią wolnowar.

Jeśli nie uda ci się zebrać wszystkiego na raz, najpierw ugotuj pierwszą porcję i dodaj trochę więcej kapusty.

Gotuj przez 3 lub 4 godziny na średnim ogniu, aż słodkie ziemniaki staną się miękkie.

Zeskrobać z boków i podawać.

Wolno Gotowana Fioletowa Kapusta I Ziemniaki

SKŁADNIKI

1 ½ funta ziemniaków, obranych i pokrojonych na 1-calowe kawałki

½ cebuli, pokrojonej w cienkie plasterki

szklanka bulionu warzywnego

1 łyżka. Oliwa z oliwek z pierwszego tłoczenia

Czarny pieprz

½ funta świeżej fioletowej kapusty, grubo posiekanej

Wszystkie składniki, z wyjątkiem ostatniego, włóż do wolnowaru.

Udekoruj kilkoma garściami fioletowej kapusty i napełnij nią wolnowar.

Jeśli nie zmieścisz wszystkiego na raz, najpierw ugotuj pierwszą porcję i dodaj trochę więcej kapusty fioletowej.

Gotuj przez 3 lub 4 godziny na średnim ogniu, aż ziemniaki staną się miękkie.

Zeskrobać z boków i podawać.

Duszona kapusta i marchewka

SKŁADNIKI

1 ½ funta marchewki, obranej i pokrojonej na 1-calowe kawałki

½ cebuli, pokrojonej w cienkie plasterki

szklanka bulionu warzywnego

1 łyżka. Oliwa z oliwek z pierwszego tłoczenia

Czarny pieprz

½ funta świeżej kapusty, grubo posiekanej

Wszystkie składniki, z wyjątkiem ostatniego, włóż do wolnowaru.

Udekoruj kilkoma garściami kapusty i napełnij nią wolnowar.

Jeśli nie uda Ci się zebrać wszystkiego na raz, najpierw ugotuj pierwszą porcję i dodaj trochę więcej kapusty.

Gotuj przez 3 lub 4 godziny na średnim ogniu, aż marchewka stanie się miękka.

Zeskrobać z boków i podawać.

Endywia duszona z pesto

SKŁADNIKI

1 ½ funta ziemniaków, obranych i pokrojonych na 1-calowe kawałki

½ cebuli, pokrojonej w cienkie plasterki

szklanka bulionu warzywnego

1 łyżka. Oliwa z oliwek z pierwszego tłoczenia

2 łyżki stołowe. Sos Pesto

Czarny pieprz

½ funta świeżej cykorii, grubo posiekanej

Wszystkie składniki, z wyjątkiem ostatniego, włóż do wolnowaru.

Udekoruj kilkoma garściami cykorii i napełnij nimi wolnowar.

Jeśli nie uda ci się zebrać wszystkiego na raz, najpierw ugotuj pierwszą porcję i dodaj trochę więcej endywii.

Gotuj przez 3 lub 4 godziny na średnim ogniu, aż ziemniaki staną się miękkie.

Zeskrobać z boków i podawać.

Wolno gotowana rzepa z sosem pesto

SKŁADNIKI

1 ½ funta ziemniaków, obranych i pokrojonych na 1-calowe kawałki

½ cebuli, pokrojonej w cienkie plasterki

szklanka bulionu warzywnego

1 łyżka. Oliwa z oliwek z pierwszego tłoczenia

2 łyżki stołowe. Sos Pesto

Czarny pieprz

½ funta świeżej zielonej rzepy, grubo posiekanej

Wszystkie składniki, z wyjątkiem ostatniego, włóż do wolnowaru.

Udekoruj kilkoma garściami zielonej rzepy i napełnij nimi wolnowar.

Jeśli nie uda ci się zebrać wszystkiego na raz, najpierw ugotuj pierwszą porcję i dodaj jeszcze kilka zielonych warzyw.

Gotuj przez 3 lub 4 godziny na średnim ogniu, aż ziemniaki staną się miękkie.

Zeskrobać z boków i podawać.

Bok Choy gotowany na wolnym ogniu w sosie z żółtej fasoli

SKŁADNIKI

1 ½ funta rzepy, obranej i pokrojonej na 1-calowe kawałki

½ cebuli, pokrojonej w cienkie plasterki

szklanka bulionu warzywnego

1 łyżka. olej z nasion sezamu

2 łyżki stołowe. posiekana zielona cebula, pokrojona w plasterki

4 łyżki czosnek, drobno posiekany

2 łyżki stołowe. Chiński sos z żółtej fasoli

Czarny pieprz

½ funta świeżej kapusty bok choy, grubo posiekanej

Wszystkie składniki, z wyjątkiem ostatniego, włóż do wolnowaru.

Na wierzch połóż garść kapusty bok choy i napełnij nią wolnowar.

Jeśli nie uda ci się zebrać wszystkiego na raz, najpierw ugotuj pierwszą porcję i dodaj trochę więcej bok choy.

Gotuj przez 3 lub 4 godziny na średnim ogniu, aż rzepa stanie się miękka.

Zeskrobać z boków i podawać.

Wolno gotowana rzepa i ziemniaki w sosie pesto

SKŁADNIKI

1 ½ funta ziemniaków, obranych i pokrojonych na 1-calowe kawałki

½ cebuli, pokrojonej w cienkie plasterki

szklanka bulionu warzywnego

1 łyżka. Oliwa z oliwek z pierwszego tłoczenia

2 łyżki stołowe. Sos Pesto

Czarny pieprz

½ funta świeżej zielonej rzepy, grubo posiekanej

Wszystkie składniki, z wyjątkiem ostatniego, włóż do wolnowaru.

Udekoruj kilkoma garściami zielonej rzepy i napełnij nimi wolnowar.

Jeśli nie uda ci się zebrać wszystkiego na raz, najpierw ugotuj pierwszą porcję i dodaj jeszcze kilka zielonych warzyw.

Gotuj przez 3 lub 4 godziny na średnim ogniu, aż ziemniaki staną się miękkie.

Zeskrobać z boków i podawać.

Duszone kurki

SKŁADNIKI

1 ½ funta kurków

½ cebuli, pokrojonej w cienkie plasterki

szklanka bulionu warzywnego

1 łyżka. Oliwa z oliwek z pierwszego tłoczenia

Tęczowe ziarna pieprzu

½ funta świeżego szpinaku, grubo posiekanego

Wszystkie składniki, z wyjątkiem ostatniego, włóż do wolnowaru.

Udekoruj garściami szpinaku i napełnij nim wolnowar.

Jeśli nie uda Ci się zebrać wszystkiego na raz, najpierw ugotuj pierwszą porcję i dodaj trochę więcej szpinaku

Gotuj przez 3 lub 4 godziny na średnim ogniu, aż grzyby staną się miękkie.

Zeskrobać z boków i podawać.

wolno gotowane boczniaki i jarmuż

SKŁADNIKI

1 ½ funta boczniaków

½ cebuli, pokrojonej w cienkie plasterki

szklanka bulionu warzywnego

2 łyżki stołowe. wegańskie masło lub margaryna

1 C. zioła prowansalskie

Czarny pieprz

½ funta świeżego jarmużu, grubo posiekanego

Wszystkie składniki, z wyjątkiem ostatniego, włóż do wolnowaru.

Na wierzch połóż garść jarmużu i napełnij nim wolnowar.

Jeśli nie uda ci się zebrać wszystkiego na raz, najpierw ugotuj pierwszą porcję i dodaj trochę więcej jarmużu.

Gotuj przez 3 lub 4 godziny na średnim ogniu, aż grzyby staną się miękkie.

Zeskrobać z boków i podawać.

Wolno gotowane borowiki i kiełki rzepy

SKŁADNIKI

1 ½ funta borowików

½ cebuli, pokrojonej w cienkie plasterki

szklanka bulionu warzywnego

1 łyżka. olej rzepakowy

2 łyżki stołowe. siekany czosnek

Czarny pieprz

½ funta świeżej zielonej rzepy, grubo posiekanej

Wszystkie składniki, z wyjątkiem ostatniego, włóż do wolnowaru.

Udekoruj kilkoma garściami zielonej rzepy i napełnij nimi wolnowar.

Jeśli nie uda ci się zebrać wszystkiego na raz, najpierw ugotuj pierwszą porcję i dodaj jeszcze kilka zielonych warzyw.

Gotuj przez 3 lub 4 godziny na średnim ogniu, aż grzyby staną się miękkie.

Zeskrobać z boków i podawać.

www.ingramcontent.com/pod-product-compliance
Lightning Source LLC
Chambersburg PA
CBHW071335110526
44591CB00010B/1155